张其成国学养生

典藏套装

儒家

养生大道

张其成 ◉ 著

广西科学技术出版社

前　言

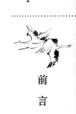
国学是国人养生的根基

国学是指中国传统的学术文化。中华传统文化的基本结构是"一源三流"，源头是易，"三流"是儒、道、禅，易为主干，三教互补。我有一本书名叫《易道主干》，易道就是构成中华文明的主线和中华文化的支点，从有《易经》以来，它的精神就深入了中华文化的方方面面，上至朝堂，下至市井，从帝王到普通百姓的生活都与之息息相关。它对儒、释、道乃至中医理论体系都有着至关重要的影响。

"阴阳中和"是儒、释、道、医共同的价值观，是中华优秀传统文化的核心价值，代表了中华民族的深层心理结构，促成了中国人特有的生活方式、行为方式、价值取向、伦理道德、审美意识和风俗习惯，其中也包括中国人的养生观。中国的哲学和宗教是兼收并蓄的，往往你中有我，我中有你，互相影响，互相渗透，这也是由中华民族本身就是个极具包容性的民族的特点决定的。儒、释、道、医的观点对中华民族的精神气质影响颇深，中国人讲养生，也只有从这些传统文化着手，才能找到养生的真谛。养生实际上就是中华文化在人体生命和日常生活中的最佳应用、最佳体现。养生的最基本原则就是"阴阳中和"，它集中体现了中华文化的核心价值。

我一再强调，学习国学的终极目的，简单地说就是修心，这是重塑中华民族的信仰、找到个人安身立命的精神支柱的过程，同时又是一个修身养性的过程。无论中医还是西医，都对精神情志与健康的关系给予了肯定，一个没有信仰的民族是病态的民族，一个没有精神支柱的个人，也必然难以获得身、心、灵的三重健康。中国正步入老龄化社会，随着物质生活的不断提高，我们正超越长寿的单一诉求，朝着健康、快乐、幸福的更高要求迈进。活得久一点已远远不能满足民众的心理需要。那怎么才能实现这一递增的愿望呢？解决的途径就在国学之中。

"君子坦荡荡，小人长戚戚"，几千年前古人就已为我们指出了一条通往身心健康、快乐幸福的道路。而我们却在追求物质享受、感官刺激的过程中，逐渐淡忘、迷失，甚至抛弃了人的精神追求，以致中国传统人文精神中人和人、人和自然、人和社会之间的和谐关系逐渐走向衰微。

在儒、释、道这三大国学支柱中，从历史上看，虽然不同时期三家地位有所不同，时而道占上风，时而佛占上风，但总体来看，儒家占上风的时间更长、更久。儒家的仁爱精神、现实关怀、生命修养是使国人走出精神困境和健康困境的钥匙，从儒家等国学文化中，我们既可以找到对于衣、食、住、行、学习、工作的具体指导，也可以找到消除烦恼、慰藉心灵、健康养生的方法，更能找到一条可以指引我们回归和谐的大爱之路。

儒家养生大道

目　录

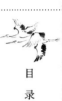

第三章　养浩然之气，给生命一根支柱

第一章

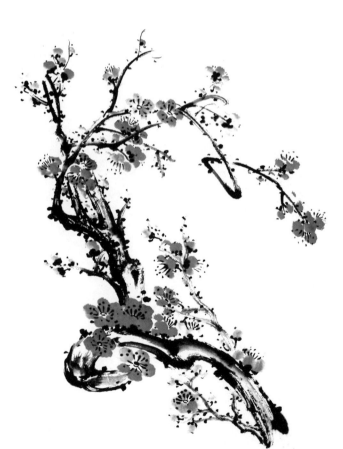

点滴儒学养身心

一、充满烟火气的儒家养生观

无论道家、佛家、法家、墨家、阴阳家……再怎么宣传，再怎么受人追捧，高高占据中国历史思想制高点的还是儒家。儒家的思想印记无处不在，即使医学与养生学这么具体实用的学科也深受其影响。儒家思想之所以能这么深入人心，能得帝王统治阶层的认可，能为人们所接受，很重要的一个原因就是它有浓浓的烟火气，也就是俗话说的接地气。它跟人们的生活息息相关，指导人的一言一行，乃至世界观、价值观的形成，可以说儒家的智慧光耀着中华民族的方方面面，这其中当然也包含了养生的学问。

儒家主要从生的角度来看待生命，是一种入世的生命观。儒家不注重死亡本身，而讲究慎终，主张把严肃的生活态度坚持到最后一刻。

儒家的生命观主要可概括为以下两点：

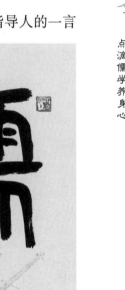

一是"事人爱人""知生知命"的生存观。"仁者爱人"是儒家的基本命题，充分体现了以人为本的人本、人道精神。孔子主张"未能事人，焉能事鬼"，"未知生，焉知死"。人应当把注意力全部集中于当下现实的生命之上，不要分心去考虑死亡以及死后世界的问题。孟子提出"知命者不立乎岩墙之下"，认为尽管人的寿命长短是由天命决定的，但每个人还是应当重生，尽量避免危险，妥善保养自己，以享尽天年。

二是"杀身成仁""舍生取义"的生命价值观。在儒家看来，生命的道德价值是比生命更为贵重的东西。活着的时候应努力创造人生的社会价值，有一个充实的道德人生。当人的生命和社会所提倡的道德发生冲突时，应当牺牲个体"小我"的生命，维护社会"大我"的尊严。人的生命因仁义而有价值，个体生命与仁义相比，为了取义可舍个体的生，为了成仁可舍个体的身。

下面我们再拿道家的养生观与之作个比较。道家的养生观是一种自然之道的养生观，是顺应自然、适性重生的生命观。"贵身"是道家的重要思想。老子认为人存天地之间，与道、天、地并为"域中四大"，身体是人的根本，人应该像重视大患一样重视身体。他说："吾所以有大患，为吾有身。及我无身，吾有何患！"是啊，养生不就是为了更好地活着吗？如果身体都没有了，那当然也谈不上养生了，只有真正懂得"贵身""爱身"的人才可以将天下托付给他。

庄子反复强调：人在生死问题上要顺乎自然，"不悦生，不恶死"，生而无乐，死而无悲，不以生死为念。他把生死看得如同春夏秋冬四时的更替一样普通。庄子说："生也死之徒，死也生之始，孰知其纪！人之生，气之聚也；聚则为生，散则为死。若死生为徒，吾又何患！"他又说："死生，命也；其有夜旦之常，天

儒家养生大道

也。人之有所不得与，皆物之情也。"庄子对死亡持自然态度，让人们在主观意念上把死亡作为生命的一种自然、合理的发展归宿，无怨无悔地接受它，从而获得一种达观的死亡观。"死，无君于上，无臣于下，亦无四时之事，纵然以天地为春秋，虽南面王乐，不能过也。"死了，就不会被他人管制，没有春夏秋冬的交替，就算当皇帝也没这么自由、快乐。在庄子看来，死不是一件可悲的事，反而是得到了终极的自由。日中则仄，月满则亏，物壮则老，生老病死只是自然界存在的必然规律，因此庄子认为人应该顺应自然规律，安然面对死亡。死不过是摆脱了人生的一切牵挂和烦恼，自由自在，任意逍遥，是最惬意不过的事了，故而人们应当生时安生，死时安死。这种将生死纳入自然之道的生命观，表现出顺其自然、不骄不躁、清心寡欲、安命无为的生命态度。

庄子对生死的看法十分豁达与超然，但是他明确反对为了名利去做害生的事情，他认为伯夷为了善名死于首阳山下，盗跖为了名利死于东陵，他们虽然死亡的原因不同，但是干的事情是一样的，就是戕害自己的生命。所以后来《淮南子》就说，追求富贵虽然是人之常情，但如果让你左手握着天下之图，右手割破自己的喉咙，就是最愚蠢的人也不会那么做的。所以"生尊于天下也"，反复强调只有真正懂得贵身、爱身的人才能得道。

那怎么以身养生呢？道家特别注重养"精"。精属于物质的、有形的层面。什么是精？我们常说的，比如精液、血、水谷精微都是精的范畴。什么叫水谷精微？喝进去的水，吃进去的粮食里面的营养成分，这是广义的精。但是我这里重点讲的是狭义的精，就是肾精。当今的养生，大多数人首先想到的全是物质层面的问题，是形体方面的问题，是关于具体脏器如何调养的问题，能首先想到的手段也全是物质化的，比如吃什么、喝什么。这所有的内容都归属于养精，养精就是解决物质层面、形体层面的问题。

东晋初期有一位著名的医药学家和道教炼丹家叫葛洪，自号抱朴子，写了《抱朴子》，分内、外篇。内篇主要讲神仙方药、鬼怪变化、养生延年等事；外篇主要讲人间得失，评论世事。这本书跟很多道家著作一样，有很多关于丹药养生的方法，也有如何保益肾经的健身术、修炼法门。

这里我们就可以清晰地看到道家与儒家的不同，儒家也重视身，说身体是父母给的，不能损害；说危险的地方不要去，危及生命的事情不要做，不要以身犯险。但如此珍惜生命、珍惜身体又是为什么呢？是为了做更有意义的事，为了大义，为了大我。道家珍惜这个身是为了什么呢？为的是安乐地生活，自然而然地生活，道家的终极目的是返璞归真，最后成为真人、仙人。

由此可见，儒家的养生观是一种重视养心和养德的养生观。和道家比起来，儒家并不那么重视身体的修炼，而是重在建立和谐社会，使人们能和平共处、国泰民安。儒家的教导其实就是精神养生的教导。孔子的"己所不欲，勿施于人"，"己欲立而立人，己欲达而达人"，范仲淹《岳阳楼记》中的"先天下之忧而忧，后天下之乐而乐"，都是相通的。千百年来，鼓舞了很多仁人志士。儒家的中庸、立德、修心、尽性、礼乐等，也可视为精神养生的方法。

孔子认为，天道以中庸为法，过犹不及。养生要谨守中庸之道，才能颐养天年。孔子重视人的道德修养，说"君子先慎乎德"。事实证明，以德立身是养生的重要根基。

孟子是继孔子之后最出色的儒学大师，《孟子》一书中蕴藏着不少养生思想，尤其是孟子所倡导的"我善养吾浩然之气"对后世影响很大。由于孟子养生得法，活了84岁，孔圣人活了73岁，七八十岁在当时都是高寿了，所以中国有句俗话："七十三，八十四，阎王不请我自己去。"《孟子·公孙丑上》说："敢问何谓浩然之气？曰：'难言也。其为气也，至大至刚，以直养而无害，则塞于天地之间。其为气也，配义与道；无是，馁也。是集义所生者，非义袭而取之也。行有不慊于心，则馁矣。我故曰，告子未尝知义，以其外之也。必有事焉而勿正，心勿忘，勿助长也。'"讲的是如何培养浩然之气。这种浩然之气，实际上是重道德、讲仁义的儒家养气法。养气的根本是以精神意志为主导，只有胸怀坦荡无私的人才能使气保养充盛。《孟子·尽心下》说："养心莫善于寡欲。其为人也寡欲，虽有不存焉者，寡矣；其为人也多欲，虽有存焉者，寡矣。"养生首先要节制自己的欲望，一个人欲望太多，会身心疲惫的。

荀子继承了孔孟思想，主张以"礼"来修身养性，就是要扶弱抑强，调之使平。荀子认为修身养性必须遵礼守法。凡是动用血气、意志、思虑，都要遵循礼道，这样才能平正通达。不遵循礼道，就会导致混乱。遵礼守法是治气养生、修身自强的基础。

颜之推在《颜氏家训》中有一篇《养生》，主张"少学而至老不倦"，认为努力学习、积极进取、有所作为的精神状态对健康长寿有利，颜之推还列举了圣贤做榜样，认为积极的生活状态有利于健康。他说："孔子云：'五十以学《易》，可以无大过矣。'魏武、袁遗，老而弥笃，此皆少学而至老不倦也。曾子七十乃学，名闻天下；荀卿五十始来游学，犹为硕儒；公孙弘四十余方读《春秋》，以此遂登丞相。"

可见，儒家的养生是积极的，是昂扬的，是自强不息的，争的就是这一口气。

下面再来比较一下佛家的养生观。佛家讲究的是心，强调以心养生，更注重精神层面的修养。什么是心？佛家讲的心是慈悲心、菩提心、虚空心。从修炼角度说，心属于思维的、精神修养的层面，这是佛家养生的特长。古人锻炼身体时，不光是活动肢体，还要加入精神修炼，告诉你在做动作时需要调整到怎样的精神状态。但现代人似乎过于注重有形的养生，而忽视了无形的精神，比如针灸、按摩，我们希望直接找到部位，扎下去或揉一揉就能有奇效，包治百病。

有一定佛学修养的人是能够控制七情六欲的，随缘而不攀缘，也就不会产生过于强烈的喜怒哀乐。过于强烈的情绪是会影响身体器官的，气血不调，会引发五脏受损，从而患上疾病。

孙中山曾说，佛学乃哲学之母，可补科学之偏，弥补法律的不足。法律只能制裁已经以身试法的人，佛学却能防患于未然，教化人的心灵，使人诸恶莫做，众善奉行，积极向善。佛教善于分析人的烦恼产生的根源，使人从根本上意识到自己行为的动机。比如人生八苦，贪、嗔、痴三毒，能让人看清楚活在世上到底是什么在困扰着自己的内心，从而对症治疗。

修习佛学的人，内心是祥和的，即使有烦恼，也能够以积极的心态去面对，如表现在脸上，就能让整个人呈现出宁静祥和之态。修习佛学也会让人内心强大起来，仿佛有了最强有力的靠山，那靠山就是佛，心不静的时候，念诵佛号或佛经，能让人逐渐平静下来，常常诵读佛经，内心的力量逐渐积累，就会比其他人更为坚强。有人说，我即使不修习佛学，也是善良的，但是普通人的善良往往只针对自己关心的人，或是自己的小圈子，而佛教的慈悲，是对世上众生的慈悲，是大善，这个差别就很大了。只针对一小部分人做好事，当然也会有福报，但是这个福报也是有限的，如果能将芸芸众生都看成自己的至亲好友，都善待他们，这个福报将会是很大的。长期积累下来的福报就会体现在你的事业、家庭、交际圈中，那自然做什么都会顺风顺水，那时人的烦恼就自然会减少许多，怎么还会有抑郁症等心病呢？

人，从本质上说，只有三样东西，就是精、气、神。把握住精气神的养生，是最本质的，最有效的，也是最正道的养生。儒释道养生都讲精气神，我们前面也说过了，儒家偏重养气，但不是说只养气，而是说儒家从养气入手来养精气神。同理，道家是从养精入手来养精气神，佛家则从养神入手。儒家的以德养生更偏重气的修养，但一样也有精神的内容，只是侧重点不同，与其他养生大道并不相悖。中国人讲究的养心养德是精神层面的东西，它指的就是人的精气神，像儒家说的浩然之气就是德的一种体现。精是生命基础，气是生命能量，神是生命主宰。养精是养生的基础，养气是养生的途径，养神是养生的关键。精气神是我一再强调的养生法宝，在我的书中、我的课程中都曾反复提及。有的人不理解也不喜欢，认为它太虚，不好掌握。精气神的养生是没有营养学、按摩学那么直观，那么富于操作性，但是它是中华养生的不二精髓，也是养生的最高境界。其实关于精气神的养生也并不难掌握，儒、释、道的养生法就是它的完美体现。

从上面的分析来看，儒家对生的追求更切合实际，更符合当下人的要求。比如说长寿，也就是活更长的时间，已经不是人们最看重的问题，怎样生活得有质量，70岁还能唱歌跳舞，80岁还能行动自如，90岁还能自得其乐，这才是现代人对健康的追求。儒家重视老有所为，如果能活得有尊严，活得不苟且，活得有意义，那么生命才有价值。像植物人一样的生活只让人觉得痛苦，恶人的长寿往往受到大家的诅咒。做一个对人对己都有价值的人，过一种问心无愧的生活，这样的健康长寿才是儒家所追求的，也唯有这样，才更有可能长寿。

二、儒者说：先学做人再学养生

很多人会疑惑：为什么要谈做人呢，我们现在只想学儒家养生的知识。那我们就来看养生的主体是什么。学习儒家养生的前提是儒家所认定的人！儒家对人有特定的理解，不是所有人类都有称为人的资格。而如果都不能称其为人的话，那就不要谈养生了，至少儒家的养生不是给这种非人之人准备的。

儒家先讲好好做人，其次才是养生，如果不是一个君子，不是一个士，不是一个仁人，那么他的生又有什么意义呢？

齐国的大官成子生病了，病得很重，应该是没救了。庆遗进屋问他说："您的病很重啦，再发展下去，估计就不好说了，后事怎么办呢？"成子怎么回答的？他的回答让人汗颜啊。他说："我听说，活着的时候要做对人有益的事，死了也不要害人。我活着的时候也没做什么有益于人的事，现在要死啦，至少也别害人吧。我死之后，找块不长庄稼的地把我埋了吧。"

有这种心胸的人，大家还怕他活不长吗。那老百姓呢，我们都是普通百姓，思想觉悟可能没有那么高，但是我们也能不妨害他人。我们年轻的时候努力工作，老了享受天伦之乐，我们爱家人，家人也爱我们，我们的生让一些人高兴，我们的死让一些人痛苦，那么我们的生也是有价值的。像周处那种被列为当地三害之一，街坊邻居都想把他铲除的人实在不在儒家养生所考量的范围内。

对人这个概念儒家是有自己的认识的。《孟子·告子上》说："恻隐之心，人皆有之；羞恶之心，人皆有之；恭敬之心，人皆有之；是非之心，人皆有之。恻隐之心，仁也；羞恶之心，义也；恭敬之心，礼也；是非之心，智也。仁义礼智，非由外铄我也，我固有之也。"

具有同情心，具有羞耻感，敬重长辈，知道善恶，这些都是每一个平常人所具备的品质，这就是儒家所说的仁义礼智，可见儒家的品德也不是那么难以企及，这些品性本来就是普通人都具备的，人的四种本心就是仁义礼智四德的开端。而有了这些品质也就是一个儒家所认可的仁人。

《孟子·公孙丑上》说："人皆有不忍人之心。先王有不忍人之心，斯有不忍人之政矣。以不忍人之心，行不忍人之政，治天下可运之掌上。所以谓人皆有不忍人之心者，今人乍见孺子将入于井，皆有怵惕恻隐之心。非所以内交于孺子之父母也，非所以要誉于乡党朋友也，非恶其声而然也。由是观之，无恻隐之心，非人也；无羞恶之心，非人也；无善恶之心，非人也；无辞让之心，非人也；无是非之心，非人也。"这里主要说的是恻隐之心、怜悯之心。一个孩子掉井里了，看见的人肯定会去救。救他是因为是孩子父母的朋友吗？是因为想要名声吗？都不是，就在那一瞬间，做了下意识的决定，甚至都忽略了自己的安危，只因为我们的天性中有这种恻隐之心，这不关乎外物。

《孟子·离娄下》中有一篇小文——《齐人一妻一妾》最能体现羞恶之心。丝毫无羞耻之心的齐人，在乞食了祭祀剩下的酒肉之后，还在妻妾面前表现出与达官贵人共食的傲慢样子，在孟子的眼中，他已经是"非人"了。而齐人的妻妾抱头痛哭，以她们的丈夫为耻。

儒家讲究礼法，礼的概念很大，包含的内容也很多，臣子对主上是礼，弟子对老师是礼，子弟对父兄是礼，朋友对朋友也要讲礼……子游问孔子什么是孝，孔子说现在的孝大家都认为是能养父母，但是像犬马这样的动物也有反哺的能力，如果不孝，那人跟动物又有什么区别呢？孟子也说，人吃饱了穿暖了，有了安逸的生活，但是却没有礼仪、文化等的教导，那跟动物也没什么分别。无论是孝敬还是教导，都含有礼的成分。也就是说，如果人无礼，就丧失了人的很重要的一份特性，也就不是儒家所说的人了。

再说是非之心，也就是说人有明辨是非的能力，这也是在社会中生活的人所具有的根本属性。孔子是怎么选女婿的呢？他觉得公冶长这个人不错，就把女儿嫁给了他。可公冶长当时在做什么呢？"在缧绁之中"，就是在监狱里呢。如果按一般人的推断，在监狱里多半不是好人，就算不是他个人的过错而进的监狱，说出去也不好听，唯恐避之不及，谁会把女儿嫁给一个身陷囹圄的人呢？但是孔子就这么做了，他说虽然公冶长在监狱里，但是并不是他做了什么坏事情。相反，按照孔子选人的标准，公冶长还是个道德修养很高的人。孔子没有从众，也没有以公冶长当时的处境来判断他，要想做到这一步，绝对是要有是非之心的，要能分辨出表象下的真实。知道善恶，才能去恶从善，也才能做个好人，辨认出好人，结交好人。

有了仁义礼智之心的人，必定是好人。一个于国、于家都有价值的好人，才配长久地立足于天地之间。儒家的养生是以德养生，修德是养生的途径，也是儒家养生的根本。

三、与其担心怎么死，不如想想怎么活

◎生前的事还没弄明白，何谈死后

儒家重视当世，而且是实实在在的当下。在《论语·先进》

中，子路问如何侍奉鬼神，孔子说："未能事人，焉能事鬼？"连活人都未能侍奉好，谈什么侍奉鬼神呢！子路继续问生死，孔子说："未知生，焉知死？"意思是连生前的事都不知道怎么做好，何谈死后的事情呢！因为，既然"死生有命"，那就不必去追究死后的世界，也不必追问什么时候死，只要问现在本身的工作与责任是否已经做好就行了。

有人说，每个人都有很多方面的才能，但是只要专注于一方面并将其发扬光大，那么每个人都会成功。关键是人们总是惦记得太多，就像活着的人，总想死后会怎么样，来世会不会过得富足安乐啊。就像孔子说的，有这个担心的工夫，我们过好现世、过好当下不是更有意义吗？与其考虑没有把握的死亡之后的事，不如抓住可以把握的现在。《礼记·大学》说"物有本末，事有始终"，如果眼前的事做不好，如何奢求以后的事情能做好，如果生都做不好，如何照顾死后来世？所以应以生前现世为先，才符合仁心人道。

《论语·颜渊》中说："死生有命，富贵在天。"这句话是孔子的学生子夏说的，也可以归入孔子的思想体系，反映孔子对生死的定位与定性。孔子是笃信天命的人，他说："君子有三畏：畏天命，畏大人，畏圣人之言。"生死本身属于命定，孔子也明白地指出："不知命，无以为君子。"如同《周易》所说的"乐天知命"。儒家的"知命"，并非"任命"，更非"宿命"。这里的"天命"其实就是天道。

《春秋》里记载了这样一件事：昭公十八年五月的时候，大火星开始在黄昏出现，然后开始刮风。梓慎说："这就叫作融风，是火灾的开始，七天以后，恐怕要发生火灾吧！"结果没过几天，宋国、卫国、陈国、郑国相继发生火灾。有占卜能力的裨灶建议用玉器禳祭，以避免火灾，并且说："不采纳我的意见，郑国还要发生火灾。"人们劝子产按照裨灶的话做，子产不同意。有人劝子产说："宝物是用来保护百姓的。如果有了火灾，国家差不多会灭亡。可以挽救灭亡，你还爱惜那些玉器干什么？"这时子产说了一句非常有名的话，也是孔子很认可的话——"天道远，人道迩，非所及也……"自然运行的大道遥不可及，人道切近，天道与人道两不相关。如何由天道而知人道？几时着火是看看星象就能计算得出的吗？于是他没有同意裨灶的建议。后来郑国没有再发生火灾。

所以说天命这种事，不是凡人能参透的，因此也不要有太多顾虑，过好自己的日子，努力履行好自己的责任才是更切合实际的。

生得明白对于大众来说做好两件事就足矣，不用参透生命由何而来，生的终极意义，这些大可以留给专门做学问的人和出家之人去参详。这两件事一是要努力履行自己的责任，活得充实快活；二是好好保养身体，健康长寿。这样就可以了，真能做到以上两点，那可是比很多人都活得明白得多，活得有意义得多。

◎总有些事比生命更重要

养生养的是身体，是生命，但在儒家看来，能活得好固然是好的，但还有一些事远远比生命更重要，所以生是有条件的。

《礼记·儒行》说："儒有居处齐难。其坐起恭敬，言必先信，行必中正；道涂不争险易之利，冬夏不争阴阳之和；爱其死以有待也，养其身以有为也。其备豫有如此者。"儒者日常起居庄重小心，他们坐下站起都很恭敬，讲话必以信用为先，行为必定中正不偏；在道路上不与人争好走的路，冬天、夏天不与人争暖或凉快；爱惜生命为了等待，保养身体为了有所作为。儒者从政前修养方面的准备就是这样的。

鱼和熊掌的取舍更是耳熟能详，人人爱生，人人恶死，但如果你有比生命更热爱的东西，有比死亡更厌恶的东西，那自然不会把生死当成最难抉择的事。而且真正吸取了儒家精神文化的人活得都不苟且。嗟来之食虽然能让人活，但是侮辱地给我，那我宁死也不要。给我高官华厦，但不尊重我，不礼待我，我也不稀罕。

孔子更是说"朝闻道，夕死可矣"。早上听了圣人之道，晚上死了也没什么遗憾的。这只是字面上的理解，但即使就是这样浅显的解释，我们也可以看出在儒家的眼里什么才是最重要的。

所以儒者并不畏惧死，而且在某些时候会把死看成一种荣耀。杀身成仁、舍生取义都是儒者的不二选择。

与刘邦对战的田横兵败以后带着五百余人躲避到一处海岛，刘邦为绝后患，下诏招降。但是田横知道此去凶多吉少，希望刘邦让他做一个平头百姓，安稳地度过余生。刘邦自然不会同意这个提议，就说了狠话："田横就要来降啦，谁要是敢阻止他，动摇他的决心就灭族。"之后又进一步说："田横来了的话，封王封侯都是有可能的，但是不来的话，跟着他的五百来人都要铲除，一个不留。"这时候田横能怎么办？开始时田横躲避到海岛，请刘邦放过他，让他做一个平民百姓，这说明田横是怕死的，即便兵败，他也想以另一种方式活下去，这是人对生的朴素渴望。但当自己的生命牵扯到别人的生命时，他带着两个人踏上了归顺刘邦之路。在快到洛阳的时候，田横对跟着来的两个人说："我败了，已经是一种耻辱了，还要跟被我杀了哥哥的弟弟同朝为官，我感到羞愧。汉王要见我很容易，我马上要死了，这里离都城很近，你们把我的人头带去，我的面容还没有衰败，你们还是可以复命的。"田横死后两个亲信果真带着他的头见了刘邦，刘邦自然是很高兴啦，既要厚葬田横，又给两个亲信加官。可就在田横下葬时这两个亲信也自杀了。等刘邦去招抚海岛上田横的五百余位追随者时，这些人听闻田横的死讯后，居然全部自杀，无一苟且。

类似的义举在整个中华民族的历史上屡见不鲜，这就很好地说明了儒家精神对人们的影响。说明人们在生死上是可以抉择的，而这也是儒家养生的一个前提——我爱我命，我更爱仁义。

佛家告诉我们修来世，不必在意这辈子的生死。儒家也告诉我们不要苟求于生而惧怕死，为了正义可以死，因为总有些事比生命更重要，这是儒家的生死观。若不了解这个，只知道一味地贪恋长生不是儒家的养生之道。

我们看清了人生中最有价值的部分是有是非善恶观，作为一个好人活下去，这时我们再来谈养生，这就是儒家养生大道的前提。

四、仁者寿：养生第一命题

"仁者寿"是儒家养生的第一命题。仁德就会长寿，在很多人看来这好像是不合逻辑的，但儒家的主题就这样简单，儒家追寻、宣扬的归根结底就是一个"仁"字。

我们提到大夫会说"医者仁心""医乃仁术""仁者爱人"，仁就是爱。"仁"这个字在郭店楚简中写成"身心"，表示身心合一、身心和谐。后写成"仁"，二人为仁，表明人与人之间的关系。两种写法都可推导出"爱"的含义。爱必须从心到身发出来，人与人的最本质关系应该是爱。古时候的知识分子几乎都通医理、晓医术，所以作为儒家代表的文人也都是懂得看病的，这也就为他们养生提供了方便。

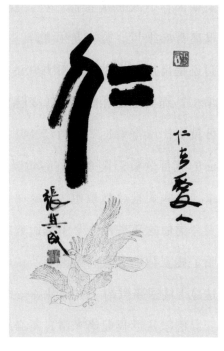

古时候还有一种儒医，就是习儒者成为行医的医生，或者说行医的人崇尚儒学。如果真是一个崇儒的知识分子行医的话，不管他的医术高不高明，至少医德是有保障的，因为儒者的第一要素就是爱人，有一颗仁爱之心。

也正是中国文化的这个特质，造成了儒医不分家的结果。儒家有很多医学、养生学的论述，中医也吸收了很多儒家的观点。

《黄帝内经》中就接受了孔孟的养生观点，认为那些能"尽终其天年，度百岁乃去"的长寿者，大多因为他们能够"嗜欲不能劳其目，淫邪不能惑其心"，即所谓"德全而不危"。孔子说"非礼勿视，非礼勿听，非礼勿言，非礼勿动"，孟子说"富贵不能淫，贫贱不能移，威武不能屈"，在中医看来这都是可以让人活到天年的保障。中国的养生学家也一直遵循着这一思路发展养生文化，强调养生必须与道德修养相协调，也就是说养生离不开道德，反过来说，提高道德的过程其实也就是养生的过程。事实上，良好的道德情操，确实是心理健康的重要标志，而心理健康则是去病延年的必要前提。

孔子分析了人为什么不能长寿的原因，是因为"人有三死，而非其命也，行己自取也。夫寝处不时，饮食不节，逸劳过度者，疾共杀之；居下位而上干其君，嗜欲无厌而求不止者，刑共杀之；以少犯众，以弱侮强，忿怒不类，动不量力者，兵共杀之"。《孔子家语》中，孔子认为生死有命，注定你要死，那么不用徒增烦恼，抵抗也没用，但是有些人的死不是寿命到了的自然死亡，而是用老百姓的话来说的自己作死、找死，这就不是天命的问题了，是人祸。而这种死主要有三种，一种是日常生活出了问题，如睡眠不规律、休息得不好、饮食不对、劳役过度等，这些生活习惯可以引起疾病，而这些疾病引起的死亡是大家都注意到了的。一提到养生，大家也都是从这种日常生活习惯着手，以防病、治病为长寿的根本。孔子也是这个观点，他也认为生活习惯失常是不能长寿的罪魁祸首。

但孔子又提出了第二种，这个观点就不在大多数人所考量的范围了，也不会把这个当成长寿的重要因素。孔子说以下犯上，贪得无厌，不控制自己的欲望，就会犯法，会被刑法杀死。现在即便犯法了，被判处死刑的也不是很多，大部分人可能会判无期或有期徒刑，虽然没被处死，但是在一个没有自由的狭小空间内忏悔自己的过错，不能见家人、朋友，不能享受正常人的快乐，就算没有剥夺他们的生命，他们的日子过得必然也不会惬意，他们或受到良心的谴责，或被自由的渴望所煎熬。不快乐的生活会影响人的健康，即便活得久，这样索然无味的日子只是时间的流逝而已，对于他们又有什么意义呢？

第三种是不知审时度势，不会避让危险，逞一时之勇，意气用事。这种例子就太多了，每个人身边恐怕都有这样的事。就比如在公共汽车或者地铁上，有的女孩子跟壮汉吵架，吵来吵去就动起手来，结果被打。这事又不构成大的伤害，皮肤没破损，内脏也没打坏，但是确实被打了呀，也确实疼啊。女孩打又打不过，起诉他也不现实，找警察来也顶多是给你道歉了事。这就得不偿失了，在己方明显处于劣势时，尽量避免冲突，这才是保全自己的办法。但有的人说我咽不下这口气，孔子、孟子不也说人要活得有气节、有尊严吗？明明是我对啊，他踩了我的脚啊，他碰了我的头啊，他挤了我啊，为什么我不能争辩呢？明知要被打死也不肯屈服的人很多啊，像我们前面说的田横，封王也不做，也要去死。这又是什么问

儒家养生大道

题啊？是关乎更多人的生死，是大义，是原则性问题。如果为了捍卫大义而以弱抗强，我们还要击掌叫好呢，怎么能去阻拦呢。所以要看是为了什么事，如果就为了踩一脚碰一下，结果被打了几下，生好几天气，或者更糟，被打得头破血流，甚至搭上了自己的生命，这多么不值得啊。

以上三种死法，叫"死于非命"。《资治通鉴》上评价郭子仪用了这样几句话："天下以其身为安危殆三十年，功盖天下而主不疑，位极人臣而众不嫉，穷奢极侈而人不非之。"郭子仪这么大的功劳，这么高的地位，皇帝不怀疑他，别人不嫉妒他，他过着奢侈的生活而别人不责怪他，不觉得过分，他是怎么做到的呢？

曾经有一个官员到郭子仪家拜访，他让婢女都躲起来，因为这个官员容貌丑陋，气量还很小，睚眦必报。郭子仪怕婢女见到他的长相笑话他，这样他就会生出憎恨之心，以后在朝堂上伺机报复。按理说，郭子仪是处于有利地位的，官比对方大，比对方更受皇帝器重，比对方富有。但即便在这样有利的环境中，他也时时注意避害，这样谨慎地行事才能在封建统治者眼皮子底下活到85岁，而且过的是福寿双全的快活日子。能说这样一个威名赫赫的武将就没脾气、没气节、没尊严吗？郭子仪能忍人、能让人、能避人，这就是他长寿的根本原因。

现在再回过头说，为什么仁德就会长寿呢？此处孔子说的疾病而死、服刑而死、争战而死，都与道德有关系。

能够怀着一颗仁爱的心，有道德、有修养的人，就不会伤害别人，不会做僭越的事，这样就不会招来横祸。即使有人得罪了我们，作为一个有修养的人也不会恶言相向，会用更洞明的眼光去看待问题，不做莽夫之举，所以不会横死。生了病我们还可以治疗，有回转的时间，一旦遇到人祸，可是危险立至，人祸更甚于天命啊。

◎修仁德与养生殊途同归

仁德除了可以避免人祸外，它的获得过程也是养生的过程，所以说，修仁德其实和养生是殊途同归，长寿是修仁德的附带福利。

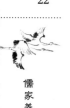

有人提出疑惑，前面不是说过仁义礼智是人本身就具备的吗，那还去修什么，应该是生而就有啊，儒家讲人性善啊。不错，当孩子呱呱坠地时犹如美玉般无瑕圣洁，但随着成长，环境、教化会对他施以很大的影响。我们经常会听到某某人出身于某个世家，就比如我是"张一帖"第十五代传人，我家是医学世家。这么多代人都学医，这可不是偶然，这是上辈在刻意培养下辈，使其成为接班人。在这样的家庭氛围中成长起来的孩子，有耳濡目染喜欢上医学的，或有规矩限制，虽不情愿，也得接下衣钵的。这种现象古今中外比比皆是。

这是好的传承和熏陶，但有时也有负面的熏染啊，我们怎么去纠正它呢？怎么让我们的本心恢复如婴孩呢？这就需要教化，也就是修。

况且，人只有先天的朴素情感和意识还远远不够，还有很多美德需要培养，有很多才能需要开发。就比如嫉妒、羡慕和欣赏，都可能是看到美好事物后引发的情感，但差别很大。怎样让心态平衡，趋于积极，更加阳光，这就要去纠正、去学习、去修炼。

所以我们可以看出，仁德是必须修习的，就算现在觉得自己是个好人，在面对利益、危险的时候怎样让自己一直保持仁德的状态？这也是要不断自省、不断巩固的。

我们在看书、接受圣人的思想时，这些好的情操都在潜移默化地影响我们，我们接受这些观点，愿意按照这些方法去做，也就有了好的习惯、好的行为，这样也就能够避免孔子所说的非命。

修习的方法不止读书，内省也很重要。每天反省自己，看看自己有没有做得不对的地方，静坐着思考，这些具体的修习方法同时能让心灵沉静，使心态平和，气血调顺。道家和佛家有坐忘和禅修，都是从静中净化心灵，达到一种回归本真、参悟真理的目的。这种具体的修炼法同样也是中医养生的方法，对身体和情志能起到直接的调节作用。

此外，我们还可以学习各种艺术技能，如琴棋书画，通过这些技能的培养和对它们的欣赏同样能提高我们的修养，同时达到养生的目的。中国关于琴棋书画养生的理论很丰富，这些艺术形式可以陶冶人的情操，磨炼人的性情。

就拿练字来说，中国人说"字如其人"，文静的女孩写字往往娟秀，不拘小节的人写字往往粗大……练字要下苦功，能静下心来把字练好的人必然有长性，做事不容易半途而废，时日久了脾气也不会太过暴戾。练字练的不仅仅是字，更是一份心境。

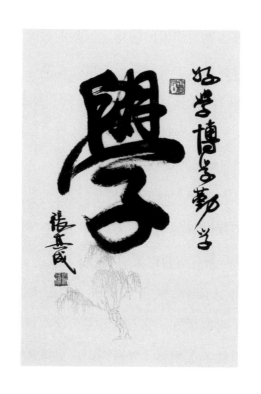

好学博学勤学
张真成

◎德行不正的人不容易有顺遂的生活

我讲课的时候就有学生问我，为什么有的坏人也可以活很长时间，如果按照儒家的理论来看，他们不应该活那么大的年纪啊。

这里面有两个问题：第一，没有德行的人往往不能活到天命之年，多会中途殒命；第二，万事没有绝对，中国还有句老话叫"好人不长寿，祸害活千年"，品德不高的人也是可能活得挺久的。

而在这些也能有惊无险度过一生的卑劣之人中，又有多少可以每天快快乐乐，不担惊受怕的呢？他们或者惶惶度日，或者及时行乐，过着有今天没明天的日子，关键是这样的生活是我们真正想要的吗？

就拿贪官来说，很多贪官都是裸官，妻子儿女都在国外，他自己在国内负责捞钱，每天回到家面对的是间空房，享受不到天伦之乐，没有朋友可以倾诉，单这一点看，很多人就能憋出病来。而且他们中有的人抱着"牺牲我一个，幸福一家人"的态度，他东窗事发，不得善终没关系，他觉得他的家人可以享受荣华富贵，但是这样一个状态下培养出来的下一代有可能是个正直的人吗？多半只是个懂得享受的年轻人罢了。贪官会幸福吗？也许会有那么几天因为获得的财物欢欣雀跃，但肯定更多的是不断涌入内心的惶恐。这样的人即使不被发现，活了很大的年纪，他真正得到享受的又有几天。我们说养生，不只是为了追求一个活了多少年的数字，更是

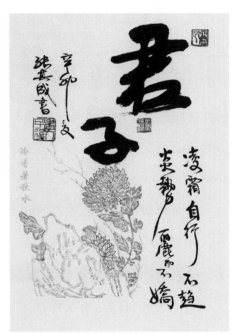

要让生活保持一种愉悦的状态，当我们走到或长或短的人生之路的终点时，发现自己享受了那么多的健康时光、幸福时光。

"君子坦荡荡，小人长戚戚"，仁德可以让我们大声说话，大声欢笑，可以直面阳光，可以充满自豪感、满足感、幸福感，而这是外在的舒适环境所不能提供的。

五、坚守信念的人容易长寿

◎孔孟命运多舛，但依旧长寿

孔子是个很有趣的人，他身上似乎有很多矛盾的东西。他说："邦有道，危言危行；邦无道，危行言孙。"国家有道，要正言正行；国家无道，还要正直，但说话要随和谨慎。乍一看，他好像屈从了，但也正是这份趋避才使他活到了73岁。他的规避是因为他有更大的志向，为了这份宏愿必须灵活处理一些非原则性问题。

楚国聘请孔子，陈蔡的大夫们怕他被重用，就把他围困在山野。几天后粮食都吃完了，弟子们很焦虑，可孔子还有弹琴的雅兴，弟子们不免有些抱怨。这时孔子也在想，我的道是不是哪里有问题，不然为什么有这样的下场。最后颜渊说："您的道没问题，如果道不完善、不对，是您的羞耻，但现在是没有诸侯愿意采纳，这是诸侯的耻辱，您只管推行您的道就是了。"其实孔子终其一生都是在推行自己的大道中度过的，他好像陷入了一个死循环：推行—碰壁—再推行—再碰壁。就是在这种不得志，这种辗转于各国的颠沛流离的生活中，孔子依旧坚持自己的信仰，并且孜孜不倦，乐此不疲。大家可以想象，这样的一种生活不会是安逸的，甚至有时候还要逃命，可他还是活到了在当时看来难得的古稀之年。

孟子比孔子的寿数还大。他活到了84岁，这在古代可是高寿，能活到这个年纪的人并不多。孟子追逐着孔子的脚步，他的一生也是在求学、教书、周游列国中度过的。也许这些近乎梦想的主张并不能得到统治者的认可，他的政治抱负最终也没有实现，在经过了多年的游历后，他回到了故里。此时的孟子已经年过花甲，他在家乡办起了学校，广收门徒，著书立说，就这样一直到他去世。

现代人也有很多不得志的。有的学生出去找工作，面试的时候一直哀叹自己怎么不得志，最后面试的这家单位也没有用他。孔子和孟子没有太多时间去哀叹，也没有时间纠结物质条件，他们有信仰、有志向，自己的追求都忙不过来，哪里还顾得上顾影自怜呢。可见信念有着多么神奇的力量！

我认为，即使在身体健康状况不甚完美时，我们依然要有充足的理由坚持健康的生活方式和追求幸福生活，而这种养生的核心在于信仰、信念。

举个例子，被郭沫若称为蒸不烂、煮不熟、捶不爆的"铜豌豆"的马寅初先生，1982年辞世，享年100岁。马先生在他70多岁时就说："若无他故，我必活百岁。"

马寅初一生并不顺当，新文化运动时他在北京大学任教，因支持运动而被政府关起来，抗战时期他在重庆大学任教，因批评时政而被拘过集中营，20世纪60年代初他辞去北京大学校长职务，遭错误批判，80岁时双腿行动不便，83岁时一条腿瘫痪，90岁时患直肠癌。马寅初就是这样一位人生际遇和晚年健康状况都说不上完美的学者，他的高寿或许并不能完全归因于身体的健壮，我们应该把目光更多地投向其坚定的信念、信仰，对学术如是，对生活如是，对养生亦如是。

所以，养生很多时候不单单是一个物质性的问题，更是一个精神性的问题，在人的精神世界中，存在一些诸如真相和原理、意义和目的、机遇和命运之类的命题，其中有些问题只靠物质性的手段或许是解决不了的。比如马寅初总结的三条长寿之道：体育锻炼、饮食起居规律和想得开。说起来人人皆知，但能不能

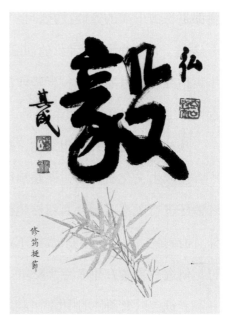

坚持一辈子？这就是所谓的知易行难。如何能坚持一辈子？是靠信念、信仰，肯定不是靠能省钱或者多挣钱。

中医养生里有没有对信念、信仰的重视呢？还是举一个例子，我的母亲——国家级非物质文化遗产"张一帖"的当代女掌门张舜华。她十五六岁就开始支撑"张一帖"的家业，一辈子把病人放在第一位，当地群众用"铁打的身体，马不停蹄，上到北京，下跑遍农村"来形容她。她就这样劳碌奔波了半辈子，1998年铁打的身体被累垮了，因为脑出血而病倒。这次生病之后，她就偏瘫了，只有一边的手脚能动。但直至今日她仍坚持每天锻炼，坐在床上拉着绳索做康复，下楼后回家坚持自己用一只手拽着楼梯扶手一只脚蹬地上到4楼，15年如一日。现在她80岁，还思维清晰，在家坚持给人看

病，她说能帮人看好病她就高兴。

每次想到母亲，我都百感交集。她文化程度并不高，学的主要都是祖传下来的家族技艺，也不太习惯用语言来传递她的关于中医诊疗、养生的思想。但是，在言传身教中，她让我们明白，生命（包括健康）需要一些一直坚守的信念和信仰，这种坚守让生活有意义，也增益生命的长度和质量。

从2007年起，我承担北京市社会科学基金规划项目"北京市中医群体养生文化研究"，课题小组成员对中国中医科学院在世的名老中医进行了深入访谈，对已经去世的名老中医进行了资料收集，并对他们的后人、学生进行了访谈。

研究对象为在世者年满85岁，已故者寿享90岁以上的名老中医专家。符合以上条件的中国中医科学院名老中医共11位。

通过访谈以及文献研究，我发现这些名老中医基本上都是学儒学出身，从小学过四书五经，都可以看成是儒医。他们的养生理念与实践有着积极工作、淡泊名利、豁达大度、保养胃气、节欲保精等的共性。

研究名老中医的生平、学术思想和养生理念对我来说仿佛是一次心灵的洗礼，他们高尚的境界令我钦佩，能和他们交流，哪怕仅仅阅读他们留下的文字，也能让人的心灵得到净化。现将他们的养生理念和实践总结如下。

◎毕生奉献，乐在其中

老中医药专家们有一个共同的特点，就是对中医临床或学术有一股好之乐之的钻研精神，全心投入，乐在其中。

朱仁康在世时将自己的养生方法概括为"起得早，睡得好；不过饱，常跑跑；多笑笑，莫烦恼；做点事，永不老"。朱老80多岁时尚坚持每周出2次专家门诊；陈苏生坚持临床诊疗工作一直到87岁高龄；国医大师路志正现在仍旧担任着繁重的科研和门诊工作；薛崇成教授还每日坚持上班；马继兴教授现在仍在撰写《中国针灸史》一书，别人眼里的深奥、枯燥却是他全部的乐趣所在。

老中医们经多年临证，到了晚年，诊疗水平愈加出神入化，得心应手。临床诊病也是他们的兴趣所在。患者信任老中医们所开的方药，这种信任对他们的心理是一个良性的刺激。年高之后，老中医们大都着手总结自己多年的临证经验，以留给后人，为中医做点贡献。这种使命感，以及社会和他人对他们的需要、尊重和感激，对个体生命是很好的精神支持，从而畅其胸怀，养其精神。临床、读书，活到老，学到老，是他们共同的特点。已故的萧龙友是京城四大名医之一，他到晚年仍是白日诊病，夜间读书。许多老中医都是这样，乐在其中，不惧死之将至。

老中医们的晚年虽然忙碌，但这种耗神和养神并不矛盾。一阴一阳谓之道，神要用方能养，只要适度，勿过用即可。清静无为并非什么都不做，是做而不执之意。

◎忘我境界，宠辱不惊

老中医们的人格境界令人敬仰，那种一心为公、忘我无我的境界令他们宠辱不惊、豁达大度。自然可养浩然正气。这与那些修真之士"恬淡虚无，真气从之，精神内守，病安从来"的养生方式相比，是一种积极入世的养生之道，两者的共性都在于达到了忘我无我的境界，这是养生的最高境界、生命的最高境界。"天之道，补不足，泄有余。"生命体完全开放，会与外界进行有益于自身的物质能量交换，也就是中医所讲的养浩然正气。

中医理论认为，精神因素可以直接影响脏腑阴阳气血的功能活动。一个人如果精神愉快，性格开朗，对人生充满乐观情绪，就会阴阳平和、气血通畅、五脏六腑协调，机体自然会处于健康状态。反之，不良的精神状态，会直接影响人体的脏腑功能，使脏腑功能失调、气血运行阻滞、抗病能力下降、正气虚弱，从而导致各种疾病。仁慈宽厚者胸怀宽广、高风亮节、不贪不淫，故能颐养天年。

这些老中医都有着良好修养，温和宽厚，正心诚意。一方面由于他们都是饱学之士，且天性聪颖，由医而悟道，境界高了，自然对于人世的纷争、不平之事一笑了之。这有点类似古人所谓"六经注我"的情形，通过读经，养浩然正气，个体生命得到了升华。另一方面也是由于他们深谙医理，知道七情内伤，损人尤甚，所以自己多有排解的缘故。

◎形神统一，健康长寿

传统养生学强调形神统一，所谓"形"即形体，指人的机体，而"神"则有广义与狭义之分。广义的"神"，是指整个人体生命活动的外在表现，包括全部的生理性和病理性的外露征象。狭义的

"神"，是指人精神意识和思维活动。形神统一，是指形体与精神相统一，形是神的物质基础，神是形的生命表现，只有形神统一，才能达到健康长寿的目的。

中医学认为神是生命活动的主宰，能够统帅人体脏腑组织的功能活动，并提出"形神相因"的理论，认为人体生理功能与精神活动是密切相关的，精神因素可以直接影响脏腑阴阳气血的功能活动。现代医学的研究也证实心理因素对机体的健康有明显影响，心胸豁达、性格乐观开朗的人神经内分泌调节系统处于高水平，免疫功能也处于正常状态；心理不健康的人神经内分泌功能失调，免疫功能下降，疾病的发病率明显偏高。所以，精神养生在防治身心疾病方面具有重要的意义。

20 世纪前叶的中国，动荡不安，内忧外患，许多老中医饱经磨难，像萧龙友、沈仲圭；在"文化大革命"等政治运动，许多老中医也遭受了不公正的待遇，如陈苏生、马继兴被划为右派，陈苏生被下放多年，马继兴在"文化大革命"中头部被造反派打成重伤，程莘农被批斗，下放外地达 6 年之久，但他们在逆境中仍不忘为患者诊病。他们在磨难面前都表现出了知识分子的宠辱不惊、豁达大度。这需要怎样的胸怀和修养才能做到呀！他们用生命演绎的故事把中国知识分子自强不息、厚德载物的美德发挥到了极致，这样的生命是多么坚忍不拔，灿烂动人！

◎诗词书画，导引吐纳

这些老中医药专家都喜欢诗词书画，有些还是书画大家，如萧龙友、程莘农等。徜徉在诗词书画的美妙境界之中，物我两忘，人焉不长寿。美的境界悦心，令人乐而忘忧，心结一开，心生欢喜，则百脉皆通。且中国书画创作时须气沉丹田、气定神安。人之气若常沉丹田，自然坎离交媾、水火既济、延年益寿，这一点先贤多有论述。这些老中医药专家对导引吐纳之术都有研究，董德懋、阎润茗、路志正等深谙导引吐纳之术并持之以恒，也有人认为散步最好，如朱仁康。其实道理相通，导引、吐纳、散步，都有放松心情，调整呼吸，使呼吸深长均匀，让人气定神闲、物我两忘、气沉丹田之效，只是有"有为""无为"的区别罢了。

◎慎药损谷，顾护脾胃

这些中医药专家本人都是中医大家，对于方药烂熟于胸，但用药却慎之又慎。他们深知药有三分毒，食之不效，导引不效，方命之药。他们在诊疗和日常养生中都极其注重顾护脾胃之气。萧龙友曾说："得谷者昌，若致土败，虽卢扁复生，亦难为力矣。"董德懋曾创立了"调理脾胃十法"。朱仁康幼年时脾胃薄弱，常患痰饮病，后来却寿享92岁，这全得益于他日常饮食中顾护脾胃之气。他饮食清淡，不喜辛辣之品。中年之后饮食有规律，定时定量，每餐二两（100克），不多吃多喝，所以渐渐脱离了胃病的困扰。蒲辅周亦曾脾胃不壮，在日常生活中用损谷养胃气的办法养护，他说："在胃气不强的情况下，损谷是保胃气的最好方法，而节食则是损谷的最好办法。适当减少食量，使胃气运转游刃有余，方能以通为用。"故他每日进食不过三两（150克）。脾胃为后天之本，气血化生之源，又为气机之枢，对于一身气机的和畅至关重要。善养生者最重视养护脾胃之气，常人如果在日常生活中注意顾护中焦脾胃之气，则身可健，寿可延；久病、重病之人调好脾胃之气，则生机可存，病可愈。

◎欲不可灭，亦不可纵

精、气、神为人之三宝，肾气为人先天之本。老中医药专家们都注重节欲保精。朱仁康曾说自己"平时沉默寡言，清心寡欲，注意节欲养生。遇到烦心之事便耐心控制，力戒烦恼，不与人争吵，要抱着与世无争的态度"。陈苏生、蒲辅周、岳美中、沈仲圭等对节欲保精都有过论述。节欲是广义上的，不只是节欲保精、顾护肾气。这些老中医药专家都有一个共同的特点，就是物质欲望很低，他们的生活都极简单，吃、穿、住、行都简单得让我们这些后学后辈们惭愧。采访薛崇成时，我问他一般都吃什么。薛老拿出他的午饭，那是一个袋装的麻花外加一袋黑芝麻糊。薛崇成的学生杨秋莉教授告诉我，薛老生活极其简单，不光在单位长年吃这些最简单的饮食，在家也是这样。平时骑车上下班，只在冬天最冷的时候才乘公交车上下班。家里住房简陋，下班回家看完《新闻联播》就开始工作，长年如此，过着最简单的生活。我们去采访陆广莘教授时所见也是这样，陆广莘住在一套极普通的老式单元房内，没有装修，也没有客厅。程莘农住在一套50平方米的单元房内。我也去过的胡海牙家里，是在北京郊区一个最普通的小区。

可见有时长寿与生活环境、物质待遇并不成正比。一个有事可做、做事感到快乐的人就满足了长寿的一个重要前提。上至孔子，下至这些中医老专家，都是把毕生的精力投入到了自己的信仰中。

有自己毕生的追求当然好，但也不是每个人都有这么幸运，有这份坚持。很多老同志退休后没有事做，日子一下子闲了下来，平时能聊上几句的同事也没什么联系了，这种生活方式的崩塌让他们一下子接受不了，有很多人便心情抑郁，健康状况急剧下滑。这时该怎么办？

中国有个很好的词叫移情，就可以解决这个问题。有人说像老中医、老教授即便到了退休的年纪，也有很多地方争相聘用，他们自然不愁没活可干，但大部分人退休后就得在家待着，没有再工作的机会。即便是没有大的志向，没有特别热爱的工作，我们一样可以找到兴趣所在，这个兴趣将是大家晚年长寿的法宝。有的老人用自己的一技之长帮小区里的邻居修修家电；有的组成巡逻队，每天在小区里巡逻，既锻炼了身体又保证了自己的安宁。还有种花种菜、养猫养狗也是兴趣，有的老人爱打牌，三五老人围坐在一起，一边打牌一边说笑，打完牌再利用器械锻炼锻炼身体……这也不错啊。孔子只有一个，中医老专家也是屈指可数，他们的思想境界高尚且信念宏大，而作普通人可以化坚定为坚持，变信念为乐趣，找到自己愿意做的事，把重心放在上面，也就没有时间去忧愁了。

曾有一位企业家得了重症，但他一边治疗还一边操劳工厂的事。我问他怎么不休息，他说："我不敢休息啊，还有那么多人指望着我吃饭。我不工作没关系，钱已经够花了。但我不工作不办企业了，他们就要丢掉饭碗，他们的家人指望着他们生活，而他们指望着我和我的企业给他们稳定的收入。"重病如他的人，可能很多就会卧床不起了，但他依旧奔劳，医生宣判他时日无多，可他至今看上去虽清瘦，精神却依然矍铄。

用信仰让自己的意志坚定，用事业、工作、兴趣、爱好把自己的时间填满，长寿也就会不期而至。

◎高尚的品德离我们有多远

每个人的成长历程都是不一样的，对自身道德、情操的培养也没有既定的路可走，我们可以从前人身上找到一些理念，借鉴一些方法，最终达到修仁德以养生的目的。

大儒张载（字横渠）的成长也是经过一番曲折，而后才得以成为北宋五子之一，享有奉祀孔庙的殊荣。他年轻时有一颗从戎报国的心，到范仲淹处陈述他的看法，想着从军以建功立业。范仲淹可能觉得把这么好的一个苗子仅仅拘守在军营有些不妥，就让张载回去读书，于是中国历史上多了一个哲学家。张载的四句话一直激励着士人奋发有为——"为天地立心，为生民立命，为往圣继绝学，为万世开太平"。我也把这四句话写下来挂在办公室的墙上，以便时时咀嚼，激励自己。

学国学，学优秀中华文化，归根到底就是这个目标，而这一切的背后有一个隐形的基础——养生。张载的养生实际上就是"继善成性"，他把性分出两个层次：天地之性与气质之性，而且天地之性与气质之性须臾不可离，同时存在于每一个人的身上。所谓"成性"，就是由气质之性（善恶相混）向天地之性（善）发展，成性之前是善恶相混，成性即去恶扬善。成性的方法和原则就是"继善"，不以气质之性损害天地之性，不让气质之性遮蔽天地之性的体现和发挥。而反过来说，天地之性又必须落于气质之性，才能得到真实充分的体现，天道渺渺，只有通过人的善念、善行才能看得见、摸得着。

"继善成性"是中华文化的修养路径，也是养生的路径，在这方面张载的思路可以大致概括成以下三点。

第一，"继承成性"的根本路径是"变化气质"，方法是"为学"。张载说："为学大益，在自求变化气质。"他还说："强学以胜气习。"做学问和学习优秀的文化传统，有一个最大的益处，就是"变化气质"——改变善恶相混的气质，发扬天性中善的因素，进而成就圣贤气象。

第二，为学次第是由善人至贤人至圣人。张载不觉得每个人一上来就可以像圣人那样，他认为修养有一个过程，道德修养、行为学习有一个次第，这个次第就是先做善人，学习贤人，比如"学者须是学颜子"；下一个阶段是道德修养日渐成熟，善行变成自觉行为，这时"雅意则直要做圣人"，自己也就是贤人了，所以要学圣人；最后一个阶段也是最高阶段，达到"性与天道合一存乎诚"的境界，这就不是靠聪明和学习能完成的了。

第三，"继善成性"的核心手段是"知礼"。首先要把天地之性从气质之性中剥离出来，承续天命之善，追寻气质之性中的天地之性，变化气质也就是这个剥离、承续、追寻的过程。接着要以天地之性来改造气质之性，将欲望置于天命的监控之下，这就是"变化气质"，而全部过程就是"知礼成性"——既有知性层面的厘清为学，又有行为层面的践行成性。

那么拿到现实中，怎么才能让自己善，让自己仁德呢？对于普通的大众，有没有简单的方法可以操作呢？

仁德之心是需要培养的。有的人说我以前并不是一个道德高尚的人，那么我是不是就没有机会"仁者寿"了？当然不是。荀子在《修身》中说："夫骥一日而千里，驽马十驾则亦及之矣。将以穷无穷，逐无极与？其折骨绝筋，终身不可以相及也。将有所止之，则千里虽远，亦或迟或速、或先或后，胡为乎其不可以相及也？"好马肯定跑得更快些，但是驽马，也就是劣马，也不是跑不了那么长距离，只不过同样的路程你跑一天我跑十天罢了。只要有个尽头，有个确切的距离就总是可以到达的。培养良好的德行也是，有的人开始走了弯路，或者修习起来没有别人快，但只要坚持下来，也是可以达到的，这跟早修、晚修没有必然的关系。

但是在实践中大家还是有种行之艰难的感觉。一开始想得很好，我要爱人、要知礼、要树德，可一遇到实际的问题就发现做起来太难。举个特别简单的例子，你工作了一天，要坐一个小时的公交车回家，很幸运的是你有一个座位，可是刚坐了一站，就上来一位孕妇。这时候你就会矛盾，你知道让座是道德的，你骨子里也非常想让座，但是身体上又太累了，全身骨头疼，觉得多站一会都会散架，这时候问题就出现了。

儒家养生大道

我有一个有效而且可行的法子，大家只要常常使用，就会逐渐纠正自己，从而越来越接近仁德。什么法子呢？子贡曾经问孔子说："有一言而可以终身行之者乎？"孔子回答他说："其恕乎！己所不欲，勿施于人。"用现代文来说就是子贡问："人生修养的道理能不能用一个字来概括，让我信奉一辈子？"孔子说："那大概是'恕'吧。自己不愿意的，不要强加给别人。"大家能常常想"己所不欲"和"己所欲"就一定能把很多行为纠正过来。如果是女性朋友的话，就可以想想，如果是你怀孕了，乘坐公共汽车，你希不希望有人能给你让个座呢？如果你希望，那好，再碰到孕妇就请你给她让个座，你所希望的也很可能就是别人所希望的，你希望别人怎么对你，你就怎么对别人。如果是男同志，你可以想想，你的爱人怀孕了，你希不希望有人给她让个座呢？你希望，那好，就请你先给别人的爱人让个座，这也就是同理心。

　　凡是遇到这种两难的时刻，都可以把这种想法带入其中，也就有答案了。而这样推己及人以后，我们往往更容易去践行，就好像已经看到日后也有人这样对待我们一样。

　　有了这个开头就好了，只要秉承这种善意就踏上了仁德的正途。

第二章

生活无小事，处处可养生

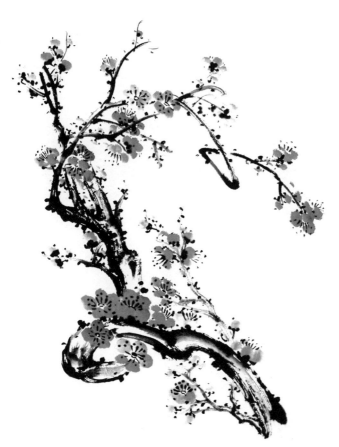

一、食色，性也——儒家讲究"十不食"

◎吃得适量、卫生、合理

就儒、释、道来看，最讲究吃喝的是哪家呢？绝大多数人会觉得是道家，没错，道家是讲究服食的，得道成仙的一个非常重要的途径就是吃与不吃（服食与辟谷）。但这不代表其他两家就不重视吃，佛家重视素食，过午不食等。儒家也很讲究吃喝，不过侧重点不一样，儒家多从礼仪上来考量，当然也从健康上考量。

孔子一生没过过几天安生日子，周游列国那段时间的生活尤为艰苦，用孔子自己的话讲就是"累累若丧家之犬"，像一条没了家的狗，照理说能有一口吃食就很欣喜了，难道孔子这个时候还能对吃有多讲究吗？其实，这是对孔子的误解，也是对传统文化的误解。因为在孔子所处的那个年代，吃的问题很多时候和祭祀有关，孔子之所以不吃或者有选择地吃，与敬天法祖的祭祀礼仪有关。孔子的祭祀饮食要求可概括为"二不厌、三适度、十不食"，记载在《论语·乡党》中。而客观来说，这种选择又是有益健康的。

这样来看，吃的问题绝对不仅仅是满足口腹之欲这么简单，还包含了气质的培养、精神的调适，其中也有守正的道理，也有"涵三为一"的精神。

◎饮食的第一要点：节制少量——二不厌、三适度

有人说孔子是个美食家，也有人说孔子太挑剔、太讲究。孔子

讲"食不厌精，脍不厌细"，这就是所谓的"二不厌"。其实这句话本来是指祭祀时要选用上好原料，加工时要尽可能精细，这样才能尽仁尽礼。在日常生活中，这句话也可以变通理解为不能因为食物好就吃起来没完没了。"厌"通"餍"，就是饱足。孔子明确提出"不多食"。吃饭要吃七八分饱，这个口号大家都知道，但能做到却不容易。有的人平时八分饱，但一跟亲朋好友在一起，吃得好一些，可能就十分饱，甚至十二分饱了。人不是骆驼，吃多了不会储存起来以后再利用，只会食积。

"肉虽多，不使胜食气。" 尽管各种美味的肉类非常之多，但是吃的时候不能让肉食总量超过主食的总量。"气"通"饩"，就是主食。以前，不是所有人每天都可以吃肉的，一般人吃不上肉，所以一旦有肉可能就吃得很多，因为肉很美味啊。但是再好吃，也不要光吃肉不吃饭。现在肉食不算什么稀罕东西，很多人甚至有意少吃肉或不吃肉，可其他食物也是一样的，不要喜欢吃的就猛吃，要保持总量上的平衡。每天各种食物都要吃一点，菜吃一些，饭吃一些，水果吃一些，零食也可以吃一些，各种营养要均衡搭配。但要给自己定个量，不要让某一样超过这个量就好。

我看现在有的年轻人会预备几个保鲜盒，有的放水果，有的放蔬菜，这就是他一天要吃的东西，这样很好，能保证营养均衡，保证食物量的平均。

"唯酒无量，不及乱。"酒可以喝，但一定要适量。根据个人的酒量，有的人一杯就倒，有的人三杯刚是解渴。喝酒以什么为度呢？

就是不能喝醉，不能乱性。一旦喝醉肯定是喝过量了，说明你的身体承受不了那多酒精，这个时候会带来两个问题，一是伤身，酒过量了就是毒，酒精不仅会让人上瘾还会破坏神经，但它速度慢，累积的量慢慢增大，如温水煮青蛙，所以大家有时不在意；二是乱性，喝高了，该说的不该说的都说，容易得罪人，也容易坏事。

楚共王和晋国军队在鄢陵开战。战斗到关键时刻，共王受伤，战斗不得不停止。楚国的司马子反口渴难忍，这时侍从阳谷捧着酒献给子反。阳谷知道子反喜欢饮酒，所以让他喝点酒解解渴。这本是好心，但是子反嗜酒无度，接过阳谷递上的酒就喝个不停，没多久就喝得酩酊大醉，躺在帐篷里。共王休息好了，要再与晋军开战，便派人去叫子反，子反谎称心痛病发作不受召令。共王于是驾车亲自去探望，一进军中帐篷便闻到一股酒气。这下共王大怒，说："今天这场恶战，我为了取胜而亲临战场，还受了重伤，现在指望司马子反上阵杀敌，可他却成了这副样子。他心中实在是没有国家社稷，又不体恤我军士兵。我没法再与晋军打下去了。"于是下令收兵撤退，并以耽误战事的罪名杀子反示众。

这是一个极端的例子，因为喝酒把脑袋丢掉了。一般人觉得我们喝点酒总无事吧，我们身上也没有那么重的责任。但就醉酒后会出丑这一条大家要当心。《弟子规》说："年方少，勿饮酒，饮酒醉，最为丑。"年轻人还是不要喝醉的好，因为你不知道醉后的丑态会给你带来什么样的负面影响。

不多食、不多肉、不多酒，就是"三适度"。

◎饮食的第二要点：卫生干净——十不食

孔子饮食有一个著名的"十不食"原则，有十种情况是不能食的："食饐（yì）而餲（ài），鱼馁而肉败不食；色恶不食；臭恶不食；失饪不食；不时不食；割不正不食；不得其酱不食……沽酒市脯不食……祭肉不出三日，出三日不食之矣。"这段话同样是指祭祀的用食要求，当然也可指一般饮食原则。

首先，食物质地"不正"变质了，不能食。前三句都是讲这个内容，饐就是指食物腐败发臭，餲指时间长了变味了，鱼、肉腐败或食物颜色异常，发出怪味，都不能吃。味道不正、颜色不正、气味不正，通常提示食物已经变质了，食物变质会产生有毒有害物质，所以不能吃了。现在有些食物味道、颜色、气味本来就很怪，比如说臭豆腐、臭鱼等，能不能吃呢？这可以从两点来考虑，第一，"不正"肯定不能吃，即使是臭豆腐也有它自己正宗的臭味，臭味不正的肯定不能吃；第二，这些怪味儿东西，偶尔吃一点没关系，但不能每餐都吃，长期大量食用不是什么好事。

街边小摊上卖的食物也不食，"沽酒市脯"意思是说从外面市集上买来的酒和肉干是不能吃的。这条原则现在仍然适用，街边小摊的卫生条件不太好，所以不要吃。"失饪不食，不时不食，割不正不食"，食物制备没守规矩，火候掌握不好导致烹制坏了的食物不吃；不按季节、不按时令、不是吃饭的时间不吃；偷工减料或者工艺不到位，切割不正确的不吃。

我们现在吃饭没有这么多讲究，但基本原则还是要遵守的。比如在学校吃食堂里的饭菜，卫生是第一位的。有时学生、朋友来办公室说事情，到中午了，我也请他们去食堂吃饭，或者在比较干净的快餐店买份快餐。我知道很多年轻人喜欢吃路边摊，一是方便，二是有的味道做得很好，但真的很不卫生。一个朋友跟我说过，他看到有两个学生买烤面筋，结果老板把烤完的面筋给学生时不小心弄掉了一串。老板也很大方，说："不要紧，我给你换一串。"就又重新烤了一串给那两个学生。但是学生一走，他就把掉了的那串面筋重新放在了烤炉上，卖给了下一个人。我们都觉得自己看到的是干净的，买到的没有问题，但是你知道在你买之前是个什么情形吗？

◎饮食的第三要点：合理搭配

不是按"正道"做出来的食物，不能吃。比如没有合适调味的食物不能吃，孔子说"不得其酱不食"，"不撒姜食，不多食"。酱和姜都是调味品，因为调味不仅关系食物是否好吃，也能影响营养物质的吸收，所以没有合理调味的食物不能吃。

古人吃东西哪样配哪样是很讲究的。《红楼梦》里有首诗说："酒未敌腥还用菊，性防积冷定须姜。"说的是吃螃蟹时，要喝菊花酒，去除螃蟹的腥秽之气；同时因为螃蟹性冷，光吃螃蟹容易使脾胃感受寒凉，生出病来，所以要配辛辣的姜，去除寒气。这样吃才是营养健康的。现在有些书专门讲食物宜忌，里面的内容不都是科学的，但也不是完全无用的，基本的常识大家还是掌握点好。

◎饮食的第四要点：要新鲜

最后一个"不食"是"祭肉不出三日，出三日不食之矣"，食物放太久了，不能吃。孔子说的是祭肉（指祭品）放了超过三天，就不能吃了。我们今天虽然有冰箱，但是冰箱不是保险箱，食物还是不能放太久的，一般我们主张每次做的菜都最好吃完，不要吃剩菜。

食物新鲜程度和应季很重要。不新鲜但是没有坏的食物当然也可以吃，但是里面的营养会损失很多。就像女性用的化妆品，一般有几年的保质期，但它刚生产出来的时候跟过期前一天的营养成分会是完全一样的吗？当然不会，如果一样的话怎么会过保质期就不能用了呢？说明东西变质也是由量变到质变，能吃新鲜的最好还是吃新鲜的。

现在冬天也能吃到各种蔬菜水果了，但是有的明明是春夏季结果的，现在用了一些先进的方法，让它们也能在冬天生长。可并不是所有的种植过程都是科学使然，还有很多是用了不该用的药物催熟的，这样的东西对身体多少也会有伤害，所以吃当季的食物是最好的选择。而且不当季的食物味道往往不好，虽然也长那个样子，但味道相差很远。所以我建议反季节、转基因的食物最好不要吃。

◎饮食的第五要点：吃出礼节

儒家什么都讲礼，关于吃饭的礼节也太多啦，我只挑些与健康养生相关的来说。

"食不言，寝不语。"这是大家耳熟能详的。吃饭不要说话，一是失了礼节，再有就是分散注意力，不利于食物的消化，而且容易吃进去冷气，让胃不舒服。

"毋放饭。"夹起来的菜不要再放回去，多余的饭不要再放回锅里。自己不吃的放回去不但失礼，而且不干净，也让别人失了食欲。

古代人还讲劝食。现代人劝酒的倒是比较多，而且很多已经不是劝了，是逼着你喝。古代人劝食是从心底里希望你多吃的，为什么这么讲呢？他不会拿自己的筷子给你夹菜，这样不卫生，而且你不喜欢吃也还不回去了。他也不会频频叫你多吃。他是用实际行动来让你多吃一点。首先他自己会先吃些，然后陪着你吃，你不吃完他也不放下筷子，说："我吃完了，你慢用。"这个是我们可以借鉴的，尤其在陪老人和孩子吃饭时。一个人吃饭是索然无味的，如果一家人一起吃，就会多吃点。所以要多陪父母吃吃饭，多陪孩子吃吃饭，这比你单纯地嘱咐对方多吃点有效得多。

在饮食养生上，孔子的脱凡之处还在于能精则精，不能精则以安贫乐道、取心境之乐为上。他在《论语·述而》中说："饭疏食饮水，曲肱而枕之，乐亦在其中矣。不义而富且贵，于我如浮云。"粗茶淡饭，也能感到快乐，有条件就精细，没条件也别发愁，这才是更高的境界。

◎药不能乱吃,营养不能乱补

春秋时期许悼公得了疟疾，太子止进献了汤药。许悼公喝了这药就死了，太子止害怕，逃到了晋国。史书上记载的是"弑其君"。说太子止是故意毒害了许悼公。但是史家也一直不能定论。可许悼公确实是喝了他私自进献的药物后死了，也很让人怀疑。所以后面又有"尽心力以事君，舍药物可也"一句作补充。尽心尽力侍奉君上，不进献药物也是可以的啊。

药能救活人，也能治死人，服用得慎重。也许太子止只是出于一片好心，可他的药物是自己配制的，没经过专业人士的检验，结果吃出了问题。从这个故事中我们得吸取教训，不要随意送给别人补药，也不要把自己听来的，或者自己觉得好的药食轻易地推荐给别人，真要是吃出事来，两边都麻烦。

季康子送给孔子一些药，孔子收下了，按理说孔子应该尝一尝，表示对赠送者的尊重，但是孔子说："丘未达，不敢尝。"我不知道药性，不敢尝。

吃西药大家可能会注意些，但有些中药，很多人觉得副作用不大，可以常吃，没病防病，这也是不对的。就算是一种平常的食物，吃多了都会有问题，何况是药。所以自己不了解的药物不要乱吃，别看哪个朋友吃了觉得好自己就吃，这是对身体很不负责任的做法。

但还有一种准药物，就是有治疗保健作用的补品、营养品。这个对现代人的影响就很大。厂家常打着送健康的旗号做广告，夸大宣传自己的产品。大家送礼时也爱送这些东西。我曾说过："如果一种保健品，说吃了它就能治好糖尿病，就能治好高血压，那一定是假的，千万不要信。"真这么好早成药物了，怎么还会当保健品卖呢？

食物要讲究吃法，药物要慎重入口。有病了先去看医生，没病的时候别瞎补。古人是常会服食一些药食，但那要在懂医理的基础上才行。

二、少时戒色，欲不可纵

说完了吃，就要谈谈对于养生也很重要的性了。对于男女两性问题，一般认为，中国古人对此是讳莫如深的，其实不然。

比如提出"饮食男女，人之大欲存焉"的孔子和"食色，性也"的告子，就把男女之性看成是由先天带来的本能，并成为后天需求的大欲。对人欲束缚得比较紧，戕害了人们的正常需要是从宋明理学开始，在唐代的时候社会风气还很开放，甚至女性的着装还可以很性感，而且改嫁也并不丢人，属于正常现象。

所以说我们可以有正常的性欲的要求，但不能纵欲。性欲就像一匹野马，要驯服，需要一根缰绳，如果你不去管它，甚至刺激它，用鞭子抽打它，它就会疯狂奔跑，直至累死在半途。

齐宣王和孟子有段对话，齐宣王说："我还有个毛病，我好色！"孟子听了很平静地说："从前周太王古公亶父也好女色，宠爱他的妃子。《诗经》上这样说他：'古公亶父，清晨骑马奔驰，沿着西边水滨，到了岐山脚下，带着宠妃姜氏女，来勘察可建宫室的地方。'在那时候，内没有找不到丈夫的怨女，外没有找不到媳妇的光棍。大王如果好色，同时也福及百姓，那么和实行仁政有什么抵触呢？"

这是对于位于上位的人说的，这里的齐宣王和古公亶父爱的是自己的妻子，可没说喜欢别人的妻子，而且不耽误正事。把工作干好，比如你是当官的，治理好管辖的地方；你是经营者，使员工安居乐业，那你尽管爱好了，这种"好色"连孟老夫子都觉得没问题。

可现在很多腐败官员都是被情妇揭发出来的，从对这些官员的调查中也显示，有相当一部分都是先好色，进而为满足女色的需求而以公谋私、收受贿赂的。这就是放纵了色欲的结果。

还有的年轻人，因为不能得其所爱，最终由爱生恨，断送了对方，也断送了自己，这也是欲望脱缰驰骋的结果。没有及时约束自己的感情，误入歧途，结果也是害人害己。

还有一类好色就是纵欲过度，从而在一定程度上耗损肾精，损害机体健康。肾精是先天之精，先天的就是生而有之，它跟后天的水谷精微不同。水谷我们可以每天吃，精微也就会每天产生，而肾精不是取之不竭的，如果过度消耗，就会灯枯油尽。年轻人最容易犯这个错误。一是年轻时精力旺盛，欲望强烈；二是觉得自己健壮，有恃无恐，但到了老年时想要养生了才发现，身体已经空虚得很，跟同龄人都没法比了。

那么怎么节制过度的欲望呢？首先不要刺激它。性欲与个体有关，有的人欲望淡薄，有的人性欲本来就强烈。对于强烈的人，尽量不要接触能引起欲望的东西，比如充斥情色的影像、文字。可以多运动，消耗过剩的体力，还可以亲近自然，把注意力转移到别处。这些都是最浅表的方法，是给"欲"这匹野马套上缰绳，但是还没有驯服它。一旦有了合适的环境了，它可能还是要故态复萌，治标不治本，因为你的骨子里还是想念着那个"欲"。那么怎么办才能治本呢？

孔子提出了"君子三戒"：少时戒色、壮时戒斗、老时戒得。君子年轻时血气还不稳定，所以不要贪恋女色；年壮时血气方刚，所以不要争强好斗；年老时血气已经衰弱了，所以不要贪得无厌。这些欲望虽然区别很大，但都可以用一个办法彻底地戒除，那就是修仁德。这就又回到我们开始说的修仁德能养生，之所以能养生的一个原因也是它能帮我们控制欲望。孔子也没有泯灭人类的欲望，只是说"欲而不贪"。

好色的问题自古有之，引火烧身的人也不少，面对这个老大难的问题，孔子有的时候也是觉得无能为力。他感慨道："吾未见好德如好色者也。"表明他对道德修养无法克制性欲膨胀的社会普遍状况表示深深的忧虑。孔子在鲁国任大司寇期间，鲁国国君鲁定公喜爱淫歌妖舞。齐国为了腐蚀削弱鲁国，投其所好，送去八十名美女歌妓。鲁定公终日沉迷于酒色淫乐之中，不问政事。孔子屡屡劝谏无效，便辞去了职务，离开鲁国，开始了颠沛流离地周游列国。

如果能够好好修德，那么自然能控制自己的欲望。因为仁德的人不会伤害别人，也不会伤害自身，他们要把自己保护好，以便有大的作为，他们的目标更高，眼界更开阔，在他们心中有比这些欲望更重要的事。还拿做官来说，如果一个官员真的心系国家、百姓，充满他头脑的一定是这方面的事，就算他在某时某地有了过分的欲望，也会从迷失中惊醒，因为这种仁德是深植于思想最深处的，与身体的欲望相比，一定会占上风。而作为普通人，有了仁德，就会爱己爱人，不会让情欲伤害自己的身体，更不会让自己的情欲伤害别人。我们不要忘了，作为儒家的仁人是有恻隐之心、羞恶之心、恭敬之心、是非之心的。只有这种仁德才是抵挡不当欲望的利器。

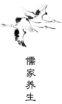

三、人祸比疾病更可怕

对于避人祸我们前面提到了一点，人祸跟天灾相对，天命不可违，如果是大自然的灾祸，比如地震、海啸，在这种天灾中丧生，基本上躲避不了。天命之年到了，寿数尽了，人也不能强活，俗话说："阎王让你三更死，谁敢留你到五更。"死是必然，躲不掉的，这是自然规律。

但也有很多人不是死在天命上，是死在自己手上。我前面也提到一个词——作死，这个词很传神，就是自己折腾自己，把自己往死路上送。

而人祸它有一个特点，就是可以避免。天灾难躲，人祸可防。人祸有很多种，其中最常给我们带来灾难的有三种：处险境、贪无厌、露锋芒。

◎处险境

我们常听到"君子不立危墙之下，知命者不立岩墙之下"的说法，这是对险境最直白、最基本的描述。看到一面要倒塌的墙，你还跑到旁边去，那不是自找倒霉吗？这种险境是一眼就能看出来的，如果这样你都不会躲避，那真是没得救了。

单豹是古时候一个很会养生的人，他为了长寿跑到深山老林里去，居住在山洞里，不食人间烟火。他保养得很好，身体不错，但可笑的是被一只老虎给吃掉了。身体再好有什么用呢？保养几十年，不敌危险的一瞬，生命就没有了。

很多人爱看热闹，有人吵架了，都爱围上去看，但这种环境也是不安全的，容易成为被殃及的池鱼。"天下本无事，庸人自扰之"，这种道理很浅显，大家都懂。但还是有很多人把自己送到了险境而不自知。

古时鲁国有个叫子皮的人，他的族人死了，子皮的姐姐哭得很哀伤，子皮劝姐姐说："你不要哭啦，最近我就安排把你嫁出去。"过后呢，子皮好像把这件事忘了，一直没有再提起。后来鲁国的国君想任用子皮为相，子皮就回去跟姐姐商量说："国君说啦，想任用我为相，你说我是当还是不当呢？"姐姐说："不要去。"子皮很惊讶，问道："为什么我不能当宰相呢？"姐姐说："族人办丧事的时候，你说要把我嫁掉，这多么不符合礼法啊！事后你又不再提了，这又多么不通人情世故啊！像你这样内不知礼、外不会处事的人，还是别为相的好。"子皮好像明白了姐姐的意思似的说："哎呀，你想嫁人早说嘛。"子皮的姐姐很无奈啊，只能解释说："我哪里是拐弯抹角地说我想嫁人，我是在分析道理给你听。像你这样内外不通之人要是当了相，总有一天会惹祸上身。你还是别去了。"子皮虽然征求了姐姐的意见，但还是坚决为相，结果不到一年就出事了，被杀了头。

子皮的死就是人祸，他死在力有不逮上，做了自己没能力胜任的事。现在的年轻人喜欢自己出去旅游，还喜欢到刺激的地方玩。比如爬雪山、潜深水，但一定要知道自己的极限在哪里，觉得情况不对，马上收住，就算离山顶只有一步，也不要再向前走了；哪怕离水底还有一米，也不要再向下潜了。有时候那一小步就会造成无法挽回的后果。

孔子说："危邦不入，乱邦不居。"这是为了保全自己的生命，也是为了保全自己的理想，不入不居其实也就是躲着走。你很危险，不要紧，我不接近你，我不去冒这个险。有人可能会说你这个人胆子真小，由他人说去，不要被几句话拨乱了心境。人可以去做危险的事，但要看是否值得，生命是去而不返的，这是第一要珍惜的。

◎贪无厌

前面我们讲了欲望的问题，贪就是因为欲的无止境。人有几贪不好避免：贪食、贪色、贪财、贪名、贪权。这一切都是儒家反对的，孟子有一句养生名言："养心莫善于寡欲。"减少欲望是最重要的养心养生方法。

孔子有一次看见一个人用诱饵捕鸟，但是他捕到的都是幼鸟，就问捕鸟的人说："怎么没有大鸟呢？"捕鸟的人说："大鸟容易受到惊吓，小鸟贪吃，所以容易捕到。如果小鸟跟随大鸟，那小鸟就不容易捕到；如果大鸟跟随小鸟，那么大鸟也容易捕到。"贪吃是动物的本性，因为贪吃就忘记了危险送了性命也是动物界中的常事。但如果人也因为吃喝丧了性命，那不是有些冤枉吗？

贪吃对现代人来说凶险更胜以往。以前想吃顿肉很难，吃饱就不错了，想吃成糖尿病、高血压、痛风根本没条件。现在是食物常有余，商家为了让人们购买变着法制作出各种加工食品，再加上食品安全的问题，更让人头痛。

这里我要着重说一下小孩子的饮食。人间之爱，没有能超过父母爱子女的。父母总怕孩子穿不暖，吃不饱。婴幼儿又不大会表达自己思想，也不懂得克制自己的欲望，小孩子就是很真实，他爱吃的东西就使劲吃，不会不好意思。所以儿科有个常见病叫食积，就是吃多了消化不了了。古人讲孩子要"忍三分寒，吃七分饱"，而且"乳多终损胃，食壅则伤脾"，小孩子稍微饿一点没关系。大人想吃东西的时候自己懂得控制，明知道而不去控制的人，你给他讲再多也没有用。小孩子就不是这样，他吃多少完全掌握在家长手上，从小的饮食决定了脾胃的好坏，也就决定了身体的好坏，甚至决定了寿数，所以如果孩子贪吃，家长一定要把好关。现在出了那么多小胖墩，不能说和家长没有关系。

贪色在前面已经讲过，色为刮骨钢刀，不但能直接损伤身体，还让人心智迷乱。比如一个学生，如果青春期贪欲，不但影响身体的健康，心理上还会有迷乱和自责两方面因素纠缠在一起，时间长了根本没心力再去学习了。一方面他会特别愿意想这些事，越想越容易让情欲妄动；另一方面他会觉得这是不可告人的，是件羞耻的事，又会有恐惧和自责，这样心理不可能不受影响。

这样的孩子，与其你打骂他，不如让他多接触点国学。我的培训班里有很多年龄比较大的、事业上有些成绩的人士，他们看到孔孟、老庄、佛经之类的书籍特别喜欢。有一位50来岁的企业家说我的与国学有关的书籍他看了好几遍，他发现人到了这个年纪，生活阅历丰富以后就觉得这些圣人讲的话太正确了，这些理论能让他们的心静下来，如果说以前是忙着追名逐利，那么现在更注重社会责任和慈善事业，这就是人更高层次的追求。没温饱的时候首要解决的是温饱，不缺钱、不缺名以后，反而想踏踏实实地做点事，为普罗大众谋幸福。

但我们要注意，绝不是要等到我们年纪大了，事业有成了，才去关注孔孟之道，才去陶冶情操、护卫心灵。儒家大道是最能帮助我们建立积极的世界观的，所以应该从青少年，甚至从幼年时期开始，就要接受这种国学的熏陶，它能从最开始就不让小树长偏。古时候孩童是从5岁左右开蒙，之后就是读《百家姓》《千字文》，乃至四书五经。现在小孩子接触这些东西比较少，所以整个民族在信仰上没有古时候的人那么坚定。

下面再说贪财，"人为财死，鸟为食亡"，这是需要警惕的。儒家虽然并不排斥富足，儒家的礼法很需要财力来支持，但一定要"取之有道"，要知足。孔子说："不义而富且贵，于我如浮云。"

孔子到卫国去，冉有为他驾车。孔子看到了卫国人口众多，就说："人口真多呀！"冉有就问："人口已经够多了，还要再做什么呢？"孔子说："使他们富起来。"冉有又问："富了以后又还要做些什么？"孔子说："对他们进行教化。"

如果遵从孔子"富之教之"这四个字，那任何国家的绝大多数问题就都解决了。老百姓就想生活得好一点，你让他富有了，他才会对国家满意。但光富有还是容易出事，还必须要有德行。如果一个国家的人民都能过上比较不错的生活，他们又是善良有德行的人，那将是一个多么和谐的局面啊！

所以现在的很多社会问题和个人问题不是因为富有，而是富有却少教。"富二代"从字面上来看应该是个中性词，但人们说的时候基本都是当贬义词用的，基本上等于说他有个有钱的父母，但是自身不学无术，只会败家，不仅是寄生虫，还时不时做出危害别人的事来。如果一个富二代品行很好，又能利用自己有利的条件做很多有意义的事，创造更多的价值，帮助更多的人，那么是富几代又有什么关系呢？

还有一种人是贪名。有人说，儒家讲有名，道家讲无名。其实这是误解。孔子说过："君子疾没世而名不称焉。"有人抓住这一句话说孔子重名、逐名。他是担忧去世以后而无名，是重死后名，而不是生前名。他还说："人不知而不愠。"没有名并不恼怒。死后名就是要建功立业，造福百姓，才会被人们永远铭记。

现在有两种人。一种就是贪好名声的，做官要有政绩，修桥铺路，把市容市貌建设得很好，但是老百姓日子却很艰难，只做一些表面功夫，为了博一个好的政声给上头看。另一种人耻于言利，以穷为美，这跟中国传统有关，好像有了钱就一定缺乏道德，所以把哭穷当成了一件风雅的事。居陋室，吃不好，穿不好，好像自己就是颜回。但他的穷是刻意为之的，做官的，希望别人说他是个清官；做学问的，希望别人说他是个有知识又视金钱如粪土的高尚之士。让他们出仕给他们钱财，他们会觉得是辱没了自己的声名。这类人跟真正的安贫乐道是不一样的，他们是有所图谋的。

还有一类人是只图出名，因为出名后一是能满足他的虚荣心，二是名气能给他带来利益。所以为了出名把自己丑陋的一面暴露给大家，不只是容貌，更有丑陋的心理。当然，他们中很多人也用丧失尊严与人格为筹码换取了想要的生活，面对谩骂和指责也能泰然处之。这种人的心理不能不谓之强大，他们好像完全忽略了自己的社会责任，不管自己给社会带来了怎样负面的价值观，也毁坏了家人的尊严。

对权力的追逐也是深植于人类灵魂深处的一种贪欲。获得权力在某种程度上也就意味着获得了财富、名望，拥有权力的人可以比没有权力的人更轻易地得到自己想要的东西，这样看来喜爱权力也就是理所当然的事了。即便在权力不能带来附属的诸多好处时，很多人还是会握权不放，单就权力带来的控制欲的满足感就足以让很多人欲罢不能。

中国历史上有太多为争夺王位父子兄弟反目成仇、刀兵相见的事例了，有些是迫不得已，有些则就是为了登上权力的最高峰。其实有权又有能力和德行的人是大家所欢迎的，但能力与德行缺一都足以让与之相关的人痛苦。很多亡国之君都是有权而没有能力，人也不见得坏，就是没那脑子，结果送了命。这就好比一个小孩子，抱着一块美玉在大街上走，势必会带来灾祸。而没有德行的人更是会带来毁灭性的灾难。大家会发现做皇帝的人，很少会在自己没死、没糊涂之前把权力转交给下一代，有的宁可自己累吐血也要做到最后一分钟。

古时候父母如果去世，官员就要回家守丧三年，这叫丁忧。可见孝道比权力重要。有的朝代更是严格，连科举考试都不能参加。如果为了官位隐瞒了父母去世的事实的话，是要受到很重的惩罚的，有的甚至会被处死，而且就算处罚得不重，在古时候那么重视名声的社会里，这也是非常丢人的事，背着不孝名声的人就跟过街老鼠一样。但即便如此，我们查看史书的时候，还是会发现很多隐瞒不报，或者撺掇别人帮他向皇上说情，不要让自己守丧那么久的事例。

对于养生而言，权力真是一个大大的槛。像争夺帝位这种直接死在权力上的暂且不说，单就对权力的追逐过程来说，是需要付出很大心力的，坐上那个位置后还要劳心劳力，为了爬向更高的位置可能又要溜须拍马、行贿徇情，承担的健康和人祸的风险都不小。

◎露锋芒

有一则关于孔子问礼于老子的故事颇为有趣。年轻时的孔子有一段时间颇为自得，当时他到老子处去"问礼"。看到孔子有点小骄傲，等他问完临走的时候，老子说："我听说富贵的人赠送给别人以钱财，有优良品德的仁人送给别人以良言。我没有钱财，只是勉强被人加了一个仁人的称号，我就送给你几句忠言吧。一个人自以为聪明，好议论别人的长短，以为自己的认识深刻，这种人也就接近于死亡了。真正聪明的人是不多言不善辩的，因为他懂得多言多败的道理。一个人自以为知识渊博、懂得一切，总是喜爱揭露别人的隐私或错事，这种人已经身处险境了。真正聪明的人无知无识得好像愚笨无比，因为他懂得多事多患的道理。真正有钱财的商人总是把财富深藏起来而给人以穷困的表象。真正有道德的君子也总是看起来像是傻瓜。希望你去掉身上的骄傲与过多的功名欲以及爱自我表现的毛病。"

表现自己，希望自己比别人更优秀的观念根植于绝大多数人的潜意识中，有时并不是我们事先准备好要怎样表现，而是在有比较的情境中，我们根本不通过大脑，将一些话就脱口而出，一些事随手就做了。

做父母的都有这样的经验，小朋友们在一起玩，一个说我家有一辆车，另一个可能马上就跟着说我家也有，第三个就会说我家有两辆……教育专家说这并不意味着孩子主观上想要说谎，这是一种心理上的自我满足，别人有，我也有，甚至更好更多。

小孩子说话我们都会一笑了之，但如果一个成年人在生活、工作中也这样炫耀的话，就可能会让人讨厌、耻笑，甚至招来嫉妒，引发不必要的麻烦。

大家都知道杨修的故事，他为人聪慧，但每每都要表现出来，这就让曹操很心烦。明明不想你知道的东西，你却知道了，明明是想炫耀的时候，却被你抢了风头，自恃有才华而目中无人，一时痛快了，也得到了别人的瞩目，但瞩目你的人里就有嫉妒、痛恨你的人，即便现在不能把你怎么样，但时机一旦到来，各种报复也就接踵而至。杨修最终就被曹操杀死了。历史上这样的教训比比皆是，人生中这样的危险也无时无刻不存在，尤其身在职场，更是要收敛光芒，表现是必要的，但不能轻慢别人、瞧不起不如自己的人，更不能一心求胜，有时候工作的目的达到了就行，何必要多走那布满地雷的一步呢？

除了爱夸耀才能、轻视别人的人，还有喜欢炫耀财富的人。我在网上也经常看到年轻的孩子拿着大把的钞票，或者名牌的物品，到处让人看，结果引来了很大的麻烦。

有一次谈到对贫富的态度，子贡说："穷的时候不谄媚，富有的时候不骄傲，这样的人老师觉得怎么样？"孔子说："这样的人也算是不错的，但是没有贫穷的时候依然快乐、富有的时候更讲求礼法的人好。"

越是身在高位，越是富有的人越知书达理、谦和近人的话，越会让人觉得他所拥有的一切都与他相称。相反，如果你的物质条件好，可总做一些让人不舒服的事情，总把负面的做法暴露给大家，那轻则大家会觉得你是个又"豪"又"土"的人，重则招来嫉妒恨。

《世说新语》里记载了几则关于石崇与人斗富的故事。石崇的父亲是个美男子，想来石崇本人应该也是比较俊朗的，而且他也很有才华，在文学上也颇有见地，按理说他应该是一个既有外在又有内在的人，这种人如果品性好一点，会是一个受人尊敬和赞美的对象。可是石崇这个人太外露了，他已经完全被财富冲昏了头，当然这也有当时社会风气的影响。他经常跟皇帝的舅舅斗富，他的亲戚还得罪了小人，后来也连累到了他，最后家破人亡。

其实石崇最后的破败是必然的，他敢跟皇帝的舅舅直接叫板，平起平坐，又做了很多奢侈到没有人性的事，这样的放肆，这样的招摇，即便不是因为这个小人，也会因为那个小人而遭祸。小人无处不在，这个我们不能单纯靠辨别去防范，而要时时刻刻警醒自己，才能免于祸患。就像前面讲的郭子仪的故事，郭子仪是位高权重的人，有万贯家财，过的也是富足奢侈的生活，但为什么能平顺终老，这就是为人的智慧，是隐藏锋芒的善果。别人能看到的永远都是你想给他看到的，如果你不想给人知道，你把尖刺隐藏起来了，那么就扎不到别人，也伤不到自己了。你要是拼命去戳别人的眼，那人家还能放过你吗？

还有一个故事，很好地总结了知进退不炫耀的处世智慧。故事的主角是孔子，说他被围困在陈国、蔡国之间时，有一个被称为太公任的人前去看望他，并对他说："你快要饿死了吧？"孔子说："是啊，七天没有做饭啦！"太公任又问："你讨厌死吗？"孔子回答道："我当然也是厌恶死亡的啊！"太公任说："那我就来谈谈不死的方法。东海里生活着一种鸟，它们的名字叫意怠。这种鸟飞得很慢，好像不擅长飞行似的。它们飞的时候总是要有其他鸟引领，栖息时又都跟别的鸟挤在一起，前进时不敢飞在最前面，后退时不敢落在最后面，吃食时不敢先动嘴，总是吃别的鸟所剩下的，所以它们在鸟群中从不受排斥，人们也不会去伤害它们，因此能够免除祸患。"

"长得很直的树木总是先被砍伐，好喝的井水总是先被人汲干。你现在就是这样，显得比普通人有才干，又比很多人注重修养，这不就把别人都比下去了吗，这样毫不掩饰地炫耀自己就像是举着太阳和月亮走路，所以总不能免除灾祸。"

"从前我听老子说过：'自吹自擂的人不会成就功业，功业成就了而不知隐退的人最终会功亏一篑，名声在外而不知韬光养晦的人一定会引来祸患。'谁能把自己隐藏在百姓中，有才、有德、有权势、有财富但又表现得淳朴而又平常，不去刺激别人，这样别人也不会处处为难于你。道德修养真正达到一定高度的人不求闻名于世，你为什么偏偏喜好名声呢？"

孔子听了觉得非常有道理，从此就归隐山林了。

当然这只是个编撰的故事，借孔子来说明这个道理。现实中真想要隐藏起比别人优越的条件其实是件非常难的事，因为我们都希望得到别人的认同，希望被人重视，所以会突出自身的有利因素。但要适可而止，否则一旦招来祸患可能就会让我们无法消受。为了安稳的生活，还是时时劝诫自己的好，即便现在处于优势，也许有一天时运不济，或是别人更为得势，到那时就悔不当初。

四、行走坐卧皆学问

前面我们讲了在吃的方面，儒家有很多健康的观念，除此之外，在生活的其他细节上也能体现出儒家守礼养生的一面。

《论语·乡党》中说："君子不以绀緅饰，红紫不以为亵服。

当暑，袗绤绤，必表而出之。缁衣羔裘，素衣麑裘，黄衣狐裘。亵裘长，短右袂。必有寝衣，长一身有半。狐貉之厚以居。去丧，无所不佩。非帷裳，必杀之。羔裘玄冠，不以吊。吉月，必朝服而朝。"

钱穆对上文有一段精辟的翻译：君子不用玄色、绯色来做衣领与袖之边，不用红色、紫色做日常起居之服。当暑天时，在室内穿葛单衣，但出外必加上衣。黑衣内用羔羊皮的裘，素衣用小鹿皮裘，黄衣用狐裘。在家私居时所穿之裘，较出门时所穿者稍长，又把右袂裁短些。夜睡必有寝衣，其长过身一半，下及两膝。冬天把狐貉皮来做坐褥。除去在丧事中，大带上没有不佩一切备用的玉器的。除非朝祭用正幅的帷裳，其余所穿裳，总是开剪斜幅缝制的。吊丧不穿黑羔裘，不戴玄色冠。每年正月岁首，必穿着朝服上朝去。

从中我们可以注意到几点，穿衣要适时，夏天穿单衣，冬天穿皮裘，冬日里的坐垫也要厚实些，这样才不会着凉。区分外出的衣服和寝居的衣服，这不但是礼节的需要，而且也是卫生的需要，现在我们都提倡回家后就把外衣脱下来，换上居家服，才不会把外面的病菌带到家里。而且外出时穿的衣服多没有家居服随意、柔软，舒服度自然也就差些。

对平时的坐卧，儒家也有明确的说法——"寝不尸，居不客"。睡觉时不像死尸一样，仰天平躺；平日坐着，也不像见客或做客一样，跪着两膝在席上。这两件事似乎合乎养生之道。侧睡是既正确又舒服的姿势，尤其向右侧睡，对肠胃较好。平日居家，当然不必像见客或做客一样，连坐着都嫌拘谨，何况衣着正式呢？因此，除非相约，否则绝不贸然走访朋友。下班回家，应有家居的自在与怡然。

然后，"斋必变食，居必迁坐"。斋戒时，一定改变平常的饮食，如少量素食；居住也要迁移房间，与妻室不同房。由此可见，斋戒在孔子生活中十分重要。可是，我们现代人一年之中有几天斋戒？或者，我们还有"斋戒"的观念吗？如果不是宗教徒，可能不会有这个习惯。斋戒其实不止关乎宗教和礼仪，定期的斋戒也对我们的健康大有帮助。

中国人在祭祀或行大礼前，会让自己尽量变得洁净，不只在身体上，也包括心灵层面，所以会沐浴更衣，不饮酒，不吃荤食，同时戒除各种欲望，不与妻妾同房，不参加娱乐活动。这对现代人来说意义更胜古人。现代人吃的东西往往过剩，对身体是个极大的负担，终其一生，也未必有个机会能让身体好好休息一下。现代的娱乐活动又很多，无论是出于应酬的需要，还是亲朋好友欢聚，都经常会让身体在这些活动中透支。如果能一个月，哪怕一个季度斋戒一次，每次三天到一周，那我们的健康状况肯定会有很大好转，身心都能得到很好的休息。

在做事方面，我们已经说了不要自取其祸。"迅雷风烈，必变。"遇到疾雷、狂风，一定改变态度，严肃以待。何以如此？对我们意义比较大的一种说法就是为了安全。天灾人祸出现时，我们必须提高警觉。生命宝贵，不必轻易冒险。由此可知，孔子的起居作息很有原则，从中我们完全可以吸取到养护身体的方法。

五、环境也是养生的重要因素

◎找品德高尚的人做朋友

在《孟子·滕文公下》中，孟子举例说明如何让宋王"向善"。他问戴不胜："如果一个楚国的大夫想让他的儿子学习齐国的方言，那是让齐国人教他，还是让楚国人教他呢？"戴不胜答道："要齐国人教他"。接着，孟子说："一个齐国人教他，许多楚国人来打扰，即使天天鞭打他，逼他说齐国话，也是不可能的；假如带他到齐国的庄、岳那样的闹市，住上几年，即使天天鞭打他，要他再说楚国话，也不可能。你说薛居州是个好人，推荐他到王宫里。假如在王宫里的人不论长幼尊卑都是薛居州那样的好人，那宋王还会跟谁一起做坏事呢？相反，假如王宫里的人不论长幼尊卑都不是薛居州那样的好人，那宋王又会跟谁一起做好事呢？单是一个薛居州，能把宋王怎么样呢？

孟子以楚大夫想让他的儿子学习齐语为例，阐述了如果想让宋王学好，只靠一个"善士"去开导他是没用的，必须让宋王置身于众多善士之间，从而使宋王没有办法不向善。孟子在这里强调了外部环境对于一个人的重要影响。内因是变化的根据，外因是变化的条件，近朱者赤，近墨者黑，一个人主观上想学好，却没有一个良好的外部环境是不行的。

这就是环境的力量。环境既包括自然环境，也包括人文环境。生活在雾霾的天气里，整天跟一群性情暴戾的酒肉朋友在一起，就算有养生的心，也没有养生的条件。

孟子小的时候非常调皮，他的母亲为了让他受好的教育，花了很多的心血。开始，他们住在墓地旁边，孟子就和邻居的小孩一起学着大人跪拜、哭号的样子，玩起办理丧事的游戏。孟母看到了，就皱起眉头说："不行！我不能让我的孩子住在这里了！"就带着孟子搬到市集旁边去住。到了市集，孟子又和邻居的小孩学起商人做生意的样子，一会儿鞠躬欢迎客人，一会儿招待客人，一会儿和客人讨价还价，表演得像极了！孟母知道了，又皱皱眉头说："这个地方也不适合我的孩子居住！"于是，他们又搬家了。这一次，他们搬到了学校附近。孟子开始变得守秩序、懂礼貌、爱读书。这个时候，孟母很满意地点着头说："这才是我儿子应该住的地方呀！"

这就是孟母三迁的故事。孟母为了给孟子选择一个适于成长的居住环境，由"近墓"之所迁至"市旁"，继而到"学宫之旁"，可见她多么重视环境的选择。《颜氏家训》中说："人在年少，神情未定，所与款狎，熏渍陶染，言笑举动，无心于学，潜移默化，自然似之。"这是说人在小的时候，人生观、世界观还没有定型，他所亲近的朋友，所受到的熏陶，对他今后的发展都是有莫大的影响的。言谈举止都不是孩子所刻意学习的，只是耳濡目染，自然而然就形成了一定的品德习惯。

同样，我们交朋友时也要有所选择。品性不好的朋友会让我们身处险境，产生人祸，也不会有好的心态影响我们。真想多活几年，有好的生活质量，就要结交高质量的朋友。闲暇时三五好友一起运动，互相疏解压力，帮助彼此化解愁闷，这多好啊！好的朋友就像孙悟空身上的救命毫毛，关键时刻定能让人逢凶化吉，遇难成祥。

假如你正走在广场上，看到一个人在熙熙攘攘的人流中抬头向天空望去，你很可能会继续走自己的路，丝毫不关心。但是如果是有五个、十个，甚至二十个人都在那儿驻足向天空观望，你就很有可能停下脚步，像他们那样望向天空，抬头望的人越多，让你驻足观看的可能性也就越大。

可见，我们是如此容易地受到环境影响，以至于会放弃原先认为正确也确实是正确的判断。在一个充满明哲保身思想的社会里，见义勇为的人会越来越少，道理如上。当大家都缩头的时候，我们也就不愿出头，而当有人带动整个大环境都见义勇为的时候，我们也就变得勇敢。这与善恶感关系似乎不大，而是作为人，容易被环境影响，被他人带动。

"富岁，子弟多赖；凶岁，子弟多暴。非天之降才而殊也，其所以陷溺其心者然也。"这是孟子给我们作的一个譬喻。意思是生活在丰衣足食、富裕年代里的青年子弟，容易依赖成性、懒惰；而生活在灾荒连年、暴力抬头的社会里，年轻人就容易学会逞凶斗狠，暴戾成性。这不是人的本质有什么差异，而是环境和教养的不同，让他们内在的心念和价值观念起了变化，外在的行为也就跟着改变了。孟子认为人性本善，那么为什么会有恶行呢？是因为社会环境的影响。

孟子以富岁、凶岁的子弟为喻，旨在说明环境对人的影响是很大的。好的社会风气能催人向上，不良的社会风气容易使人堕落，因此树立良好的社会风尚是王者应该重视的。而对君王而言，如果周围都是贤明的人，则君王断不至于昏庸；相反，如果周围都是奸佞之徒，则君王也断不会开明。

宋朝时的张奎每次请朋友到家做客，他的母亲都在窗外悄悄听着，如果朋友和儿子谈论学问，他的母亲就设宴招待；如果是嘻嘻哈哈，不谈正事，就不管饭。这说明她重视儿子结交什么样的人。古人结交朋友还注意"结交胜己者"，就是结交才能超过自己的人，以便在交往中受到良好影响，取长补短。

现实中，人与人的交往构成了纷繁复杂的社会关系，每个身处其中的人都会受到种种环境的影响。谈到这一问题，我们自然会想起西晋思想家傅玄说过的"近朱者赤，近墨者黑"。这句话现在常用来比喻经常与优秀人才交往，自己也会向好的方向发展，反之亦然。的确在生活中，我们都会在不经意间受到来自环境的一些潜移默化的影响，从而不知不觉地改变了自己的品行。古往今来，有许多真实的事例可以说明这一点。因此在与人的交往中，我们应该学会明辨是非，尽量做到"交益友而不交损友"，通过与益友的交往，不断提高修养，

《论语·里仁》中说："见贤思齐焉。"如果一个人周围都是一些道德高尚的人，那么这个人也会通过努力，去赶超他们；同样，如果一个人总是与一些道德素质低下的人交往，久而久之他的品性也会变得恶劣。

人性本善，那么为什么会有种种恶的出现呢？就是环境使然。

在这个认知的基础上，孟子提出人修身养性的办法：一曰清心

寡欲，即不要追逐名利，抑制欲望，不受外界物欲影响；二曰求其放心，就是要向内心探寻，恢复人固有的善心——仁、义、礼、智。

孟子的观点是要大家从内在出发，抵御外界环境的不良影响。可以说这是儒家一贯的修身修心之道。但作为现代人，面对越来越复杂的社会，不但要独善其身，而且还要对他人负责。我们也应该学会为别人创造一个适合其生活工作的环境。

◎创造适合养生的起居环境

我给国学班学生上课的时候经常把大家带到山清水秀的地方，一是可以陶冶性情，二是空气环境对身体有利，尤其要做些呼吸吐纳的功夫时，更不适合在大城市里。

环境的作用有多大呢？有调查说在狭小空间长大的人的性格一般没有在大空间长大的人开朗，这是很有可能的。我们可以回想一下当我们见到大海，见到高山时的感受，心灵被震撼，头脑被冲击，不用学什么理论，不用叮嘱自己放开，你自然就把烦恼忧愁都放下了，这就是自然环境的力量。当你的车堵在路上，车窗外是能见度极低的雾霾，你的心情又会是怎样？就算起床时还高高兴兴的，这时恐怕也烦躁得不行了。

可我们选择生活工作的城市的可能性不太大，很少有人为了空气、环境而放弃祖居的地方到别处工作的。大的外部环境我们没法改变，但是自己居住的环境是可以选择和布置的。

比如"前有照，后有靠"这一屋宅风水原则，"前有照"有两层意思，一是前要有日照，也就是光线要好，这很好理解，我们一般选择朝阳、朝南的房屋居住；二是前要有水照，这是因为位于北半球的中国，面南而居时，前方朝南，在五行属火，需水来制约，这也是风水中整体和谐思想的体现。而古人所说的"照""火""水"都是就远处势而言，而不是指近处的形，不可机械照搬。

但是否都要住朝阳的房子也要因人而异。在选择居住场所、安排环境摆设时，必须清醒地认识到人才是最重要的决定因素，要依据个人的体质、性情、时位等个性化因素来选择。比如性格外向、性急、面色红润的阳亢阴虚体质、五行属火的人，让他住在阳光直射、炎热干燥的方位，布置一大堆色彩浓艳、热情如火的摆设，显然对健康不利；把畏寒、面色苍白、手足不温、喜热饮食的阳虚体质、五行属水的人安置在阴强阳弱的北面，用冷色调、深色的物品布置，也对健康不利。当然，人的体质不会一成不变，也在运动变化，所以人的因素又是灵活变通的。

清代养生大家曹庭栋在《老老恒言》中对适宜养生的居住环境有比较细致的论述，其中大多数内容对今人仍有参考价值。曹庭栋首先从功能上把居住分成"卧室"和"书房"两个大的类型，有点类似今天所谓的室和厅，然后分别对卧室和书房提出要求。就卧室而言，主要有以下六点要求。

第一是位置最好选择旁室。这条原则古今通用，估计没有什么人会把正屋用作卧室的。对老年人来说，适宜"独房独卧，静则神安也"。一个人睡一间卧室，这样更安静，心神能够安宁，毕竟老人睡眠浅，像住集体宿舍似的几个人住一个屋显然不合适。曹庭栋认为老年人可以选择偏东的房间作为卧室，东方对应着自然界的生生之气，对老年人养生有利。

第二是卧室宜小，这叫人宅相宜。我们去参观故宫会发现，故宫里的房间都很大气，比如皇帝办公的地方三大殿，唯独皇帝的卧室不是很大，用"一斗室"来形容也不为过。帝王家不是住不起大房子，把卧室做得小一些、私密一些，一定有其道理，其中包括养生的道理。

第三是私密性要好。比如曹庭栋就谈到卧室的房门适宜做成单扇的，可以窄一些，门上可以垂一个门帘子，到冬天寒冷时就用纸把门窗糊好，不要让风吹进来。

第四是卧室要透气、通畅。按照曹庭栋的观点，卧室要南北通透，南北都有窗户，南窗外面加上帘子来照顾房间的采光和私密性需求，北窗是"虽设常关"，夏季可以起到通风透气的作用，冬天北窗要封好不让寒气进到屋里来。

第五是防潮的要求。卧室应该有厚的顶板和地板，如果卧室设在楼上，杜绝了潮湿，就更好了。

第六是保暖设置。卧室的北墙适宜安置火炕，冬天可以烧火，让屋里温暖一些，抵御寒邪。现在北方的房子基本都有暖气，这一条都能满足。

六、儒家的琴棋书画养生法

从某种意义上说儒家文化就是礼乐文化。历代儒家、士人都十分重视琴棋书画，称之为"文人四友"。现在人们可选择的娱乐项目有很多，每种项目又向多元化发展，单就音乐来说，已经比以前多了很多门类，年轻人可以选择的范围也更广了。

音乐在中国的历史上一直有着举足轻重的作用，它不单单是一种娱乐、一种艺术形式，还承载了德育的功能，就像读书一样，音乐在古人看来也是必不可少的修习科目之一，同样能增长知识，陶冶情操，有导人向善、彰显自我德行的作用。

孔子说："兴于诗，立于礼，成于乐。"一个人的修养从学《诗》开始，建立于对《礼》的学习，又在《乐》的学习中完备成熟。可见，在儒家看来琴棋书画这些风雅之事其实都是磨炼品格，完善修养的方法，不是可有可无的，是仁德的必经之路。

◎音乐对人的影响

我们总说琴棋书画能影响人的性格，甚至可以让小人变成君子，让好人变成坏人。这种说法有没有夸大其词，人为地强化了它们的作用呢？

音乐等艺术形式对人的影响是客观存在的。

《史记·乐书》中说：乐是依托于声音的，人们被事物感动，就产生了与这种心境相适应的音乐。所以，心中产生悲哀的感情时，声音就急促而低沉；心中产生快乐的感情时，声音就舒展而和缓；心中产生喜悦的情感时，声音就振奋而奔放；心中产生愤怒的情感时，声音就粗犷而激越；心中产生崇敬的情感时，声音庄重而正直；心中产生爱恋的情感时，声音就和顺而温柔。这六种情感并非出自人的天性，而是受到外物的激发而产生的。

也就是说，音乐的产生是由人的情感变化所决定的，让一个处在悲伤中的人演奏欢快的曲子，用轻快的语调说话，谈论搞笑的事情，都是不切实际的，因为这不符合他的内心，也就做不出这样的事来。所以，我们可以由一个人所喜爱的音乐、所写的字、所看的书、所下的棋大致了解他的个性和为人，所谓音如其人，字如其人，书如其人，弈如其人，都不为过也。

《史记·乐书》又说：人都有血气和心智这些天性，但喜怒哀乐的情感表现却变化无常，所以听到意象狭小、急促的音乐时，人们就会忧愁；听到宽舒和谐、缓慢轻松、曲调丰富而节奏简明的音乐时，人们就感到安乐；听到粗犷激越、勇猛振奋、宏大而奋激的音乐时，人们就能够变得刚毅；听到端方、刚正、庄严而真诚的音乐时，人们就能够肃静；听到宽广、洪亮、流畅、和顺的音乐时，人们就能够变得慈爱；听到放荡、散乱、急速而短促的音乐时，人们就会变得淫乱。

所以古人在制定音律的时候是考虑到这些因素的，要使音乐和谐中正，不能偏移某一方面。有阴，但不能过于闭塞；有阳，但不能过于刚猛，这样不会使原本怯懦的人听了音乐后更裹足不前，也不会让本来果敢的人更勇猛无畏。

大家可以想想，在午后慵懒的时候工作，我们是不是会听一些欢快点的音乐，这样能解困，如果听舒缓低沉的音乐，那更是困倦得不得了，恨不得马上趴在桌子上睡一觉。还有手机的铃声，如果用节奏急促的音乐的话，时间久了电话一响就会觉得心烦意乱。

既然音乐在这么大程度上影响我们的性情，那我们应该怎样合理地选择音乐，用它调节心情，维护健康呢？

《史记·乐书》又说：上古圣君明主推行音乐，并不是来娱乐自己身心，满足感官欲望的，是要以此来治理天下。端正教化都是从端正音乐开始的，音乐端正了，人们的行为就端正了。所以，音乐是用来动荡人的血脉，沟通人的精神以及调和、端正人的身心的。所以，宫声动荡脾脏，从而调和端正人们的圣洁之心；商声动荡肺脏，从而调和端正人们的正义之心；角声动荡肝脏，从而调和端正人们的仁爱之心；徵声动荡心脏，从而调和端正人们的礼让之心；羽声动荡肾脏，从而调和端正人们的明智之心。

中医很早就有关于音乐疗法的记载，也讲宫、商、角、徵、羽对应着五脏，而五脏又对应着五种情感，所以可以通过选择音乐来调理人体的健康，影响人的心理。这是把音乐直接跟健康联系在了一起，不同性格的人可以选择不同的音乐来平衡自己的情志，从而使身体脏腑都处在一个相对稳定的状态。风格悠扬沉静、淳厚庄重的乐曲入脾脏；风格高亢悲壮、铿锵雄壮的乐曲入肺脏；生机盎然、亲切爽朗的乐曲入肝脏；热烈欢快、活泼轻松的乐曲入心脏；苍凉柔润、行云流水的乐曲入肾脏。

简单地说，就是心情烦闷抑郁时，不要再听沉缓的曲子。例如，一个刚刚失恋的人，可能就喜欢听与自己心境相似的描写失恋的歌曲，但这会让人在这种感情中越陷越深，无法自拔。这时如果听听昂扬一点的曲子，可以给自己以希望，或者听听与美好回忆相关的音乐，想想那些快乐的记忆，这才能帮助自己走出阴霾。

◎培养一个可伴终身的爱好

古代的文人对于琴棋书画即便不能样样精通，至少也能精通一二，再粗通三四。这方面的记载比比皆是。

比如擅长养生的陶弘景，不但写了《本草集注》《效验方》等传世医书，而且涉猎广泛，"善琴棋，工草隶"，年轻的时候喜欢骑射，老了唯独喜欢听笙，庭院里种了很多松树，每当有风吹来，听听松风，欣然为乐。这个准仙人的主要娱乐也就是琴棋书画，越到晚年，越是寄情于此。

再有如孔子的得意弟子颜回，有一次孔子问他说："你家贫位卑，怎么不出仕为官呢？"颜回说："我不愿意出仕，我家里还有点田，能吃得上一口粥；可以自己生产丝麻，有衣穿；会弹奏音乐，能自娱；跟先生学习，能自乐。我还出仕干吗？"可见音乐在古人看来不但是抒发感情的主要载体，而且还是娱乐的主要形式。就连不太精通音律的陶渊明也备着一张琴，喝酒喝到兴头上就拿出来抚弄一下，使感情得以宣泄。

试想一下，古代文人群体的最高志愿就是平天下，而有机会实现这一宏愿的人可以说少之又少，绝大多数人都是不得志的，这时他们大多把琴棋书画作为发泄的渠道，用这些爱好打发时间、怡情养性。我们现在的社会环境宽松了，世界观、价值观也发生了很大转变，只要是做一些有价值的事，士农工商都有成功的可能，都会得到社会的认可。但在人生的长途中还是会遭遇坎坷，在成功的路上还是会经历崎岖，在夕阳迫近之时还是难免伤怀，这时也需要有能够调节生活、振奋精神的事帮我们重燃希望，扩展胸襟，而琴棋书画之类的消遣就是再好不过的选择了。从小的方面看，有了这些爱好，人至少不会憋出病来；从大的方面看，这些爱好可以帮助我们提升品德修养，完善自身，我们无论身处多么恶劣的环境都能洁身自好，不遭人祸之灾。

古人说礼乐一刻也不能离开身心。如果能用乐来培养道德，平易、正直、慈爱、诚信之心就会油然而生。有了平易、正直、慈爱、诚信之心就会快乐，快乐就会身心安宁，身心安宁就能使德行长久。我们也可以再加一句：有了这样快乐安然的人生，自然也就会福寿绵长。

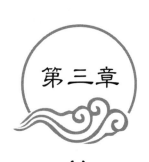

第三章

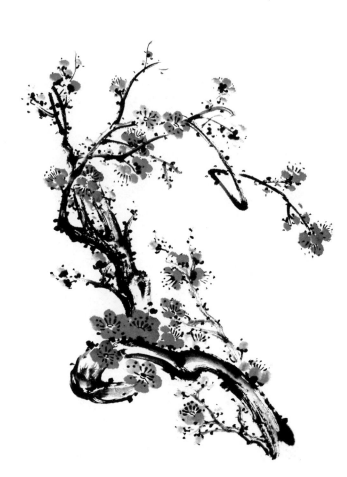

养浩然之气，给生命一根支柱

一、养气就是保命

大家对于气的最基本认识可能就是无形的，可以飘忽扩散的物质。这其实也是儒、释、道各家对于气的诸多诠释中的一种。气在古时候的中国意味着构成各种物质的基本微粒，就像物理学中所说的分子、原子、离子等微粒一样。"杂乎芒芴之间，变而有气，气变而有形，形变而有生。"在恍惚混沌之中，化生出了气，气聚集有形，就最终成为各种生命和非生命的形态，包括所有植物、动物和非生命体。人的生命就是气的凝聚，人提着这一口气，就是生，这口气散了，也就死去了。

对于气，儒家有自己鲜明的看法。儒家认为人有了气才有了命，有了命也就有了精神层面的活动，所以气和人的思想也是互为影响的。

这样我们就能理解为什么养生要养气了，因为气就是命；气的流动是人体所有运动的推动力，气的流动受到阻碍，血、津液、肌肉等的运动都会产生问题。

而气与精神情志的关系，又是儒家对气这一概念的重点认识所在。儒家最开始注重气者的人是孟子，他说"夫志，气之帅也；气，体之充也"。"志壹则动气，气壹则动志"。"持其气，毋暴其志"。"志至焉，气次焉"。孟子既认识到了气的重要性，他觉得气和志是相辅相成的，缺一不可，你影响我，我影响你；也强调精神是第一性的，气作为物质是第二性的。而他最出名的则是提出了"浩然之气"这一儒家独有的概念。孟子说的气固然有物质性的含义，但更主要的是指人的主观精神状态。

精神是儒家非常看中的概念，儒家讲仁德，讲礼义廉耻，其实这些都是说精神层面的东西。如果一个人品行道德有问题，那他为人就是有缺的，就不能称为"全人"，就像是精神层面的残疾。而没有仁爱之心的人根本就不能称为人，这样的人也就没有养生的必要。所以我们要清醒地认识到，养气既是养护生命的物质层面的这个气，同时也是养护精神层面的气。

养好了精神的气，就使自己趋于完人，更能堂堂正正、光明正大地做人，能实现自己的人生价值和社会价值。同时也能给自己树立起一根心灵的支柱，让自己有骨气、有勇气、有正气。这个气在内心壮大了，人就不会为了食、色等私欲毁掉自己的身体和生命；面对困难和挫折不会一味地哀怨愤懑，也就不容易被情志所伤，更不会去伤害别人。可见气无论在物质层面还是精神层面都是对养生大有裨益的，与生活中的衣食住行等养生相比，养气所能保护的东西更为全面，所产生的影响也更为广大。

二、养浩然之气，身体、心理都健康

◎浩然之气是一种信念

孟子提出的"浩然之气"究竟是什么？让我们先看一个故事。一天，公孙丑问孟子擅长什么，孟子说："我善养吾浩然之气。"公孙丑让孟子具体讲讲，孟子说："这不太好说。浩然之气，最宏大最刚强，用正义去培养它而不用邪恶去伤害它，就可以使它充满天地之间无所不在。浩然之气与仁义道德相辅相成。不这样做，浩然之气就会像人得不到食物一样疲软衰竭。浩然之气是由正义在内心长期积累而形成的，不是通过偶然的正义行为来获取它的。自己的所作所为有不能心安理得的地方，浩然之气就会衰竭。所以我说，告子不曾懂得什么是义，是因为把义看成是心外之物。一定要在心中有集义这件事而不要停止，心中不要忘记，不要用外力帮助它成长。"这是孟子在心性修养上的一大贡献，这种"浩然之气"，既包含了儒家平时所积极倡导的正义之气，同时也包含了人身的真元之气。

我们可以简单地理解这种用正义培养出来的气就是正气，除了正气还有仁义道德来辅助它。孟子也告诉了我们这个浩然之气的养法，就是要一点一点地积攒起来，不能揠苗助长。这样说来，培养浩然之气的过程，其实就是养德的过程。只有先具备仁德的品性，才能不做恶事，没有邪恶的伤害，才能让正义慢慢滋长。

比如日行一善，这就是在养正气。包括佛家说的顿悟，是天生聪颖，生来就悟了真谛妙理吗？顿悟也是要有前面的积累，然后才能在一个特定的时刻从量变到质变。释迦牟尼在菩提树下开悟，但之前他经历了富贵、苦行、心魔等，也是一步一步到最后觉悟。所以要养气的人，不用总想着这个有多难，我什么时候才能养成。"勿以恶小而为之，勿以善小而不为。"这样做就可以了，总有一天你会发现心境上的变化。不要急于求成，把功夫一天做完。养气这件事，没有一个结束的时候，可以说活到老，养到老。

而一旦有了浩然之气，又会是怎样一种状态呢？孟子本身就是一个很好的例子。孟子的语言一针见血，往往敢言人所不敢言，他自己也说："予岂好辩哉？予不得已也。"有人说看《孟子》犹如听战鼓，他说话底气十足，理直气壮，因为他的辩论不是在为自己争取什么，而是正义真理之辩，所以坦然。如果我们也具备这种浩然之气会怎样呢？没做亏心事，不怕鬼敲门，可以睡安稳觉；心情会开朗舒畅，不用为自己做过的羞耻之事自责；可坦然与人交往，不包藏祸心，坦诚相见……这就是养生中修心所追求的境界和结果。

对于现代人来讲，养生已不单单是为了多活些时日，更要活得健康，活得有声有色，活得生机蓬勃。而对于已有建树的人来说，早已不是到五六十岁便退休闲居，余生尽消磨地度过了。有太多的人耄耋之年依旧做着各种工作，这既是他们的兴趣所在，也是思想使然。有一位企业家曾跟我说过："我即使从现在开始不工作，钱也已经足够子孙过上舒坦的日子。开始我开公司是想赚钱，让自己过上好日子，现在不是了，我得让跟着我的人有饭吃，让他们也过上好日子。"这种想法就已经远远超出了活着的概念，已将自己融入到了整个社会中，有这种"为人人"的想法，再有健康的生活习惯，长寿对这种人来说更容易达到。因为前面我们也提到过，信念的力量是无穷的，有了这个精神支柱，人的生命力会更加旺盛。

佛家讲看破，道家讲放下，儒家讲担当。我们每个人既是为自己活，也是为了亲人，为了更广泛的大众而活，有了这种精神，就有了社会责任感，有了荣辱感，有了积极向上的昂扬斗志，也就有了永葆青春的活力。孔子认为"君子疾没世而名不称焉"，又说"四十五十而无闻焉，斯亦不足畏也已"。意思是说到死而名声不被人家称道，君子引以为恨。如果一个人到了四五十岁仍然默默无闻的话，就没有太大的潜力了。这些话乍看起来跟不贪名的儒家观点有些相悖，好像是让大家努力混出个名声来。其实，孔子的这些思想正体现了儒家积极的入世精神，是要我们求死后名，不要求生前名，是给古代文人注入的一针催化剂，告诉我们要有担当，有社会责任感，有拼搏的精神。人的潜力无尽，只要肯下功夫，一定会有一番成就。要努力就要趁早，莫让人生虚度，这就是儒家气象，是精神上的自我鼓励，是心理上的自我疗愈，是养生的上上之选。

◎气主要有元气和宗气

我们再深入地剖析一下气的种类。儒家没有过多地区分物质性气的种类，医家则把物质能量的气划分成了不同的种类，每种气都有自己的来源、作用。有两种气最为重要：先天之气、后天之气。先天之气就叫元气，后天之气就是宗气。

元气主要在两肾之间，它是先天的，从父母那里得来的，同时它又依靠后天的补充，我们吃的喝的都会使它更加充盈。所以有些人先天不足，从胎儿时期起就没有得到足够的生命物质，生下来后就比别的人弱。这样的人是不是就注定不能长寿呢？不是的，先天元气不足也是可以通过后天调养补充的，也就是养气。若先天禀赋不足，后天再不知调养，或因久病耗损、耗用过度，就会形成元气虚衰，脏腑功能低下，从而生出疾病来。因此，元气充沛，乃是人体健康的重要保证。

宗气主要集聚于中丹田，通过呼吸流遍全身。宗气是后天之气，掌管着我们的呼吸，语言、声音的强弱等也与之相关。如果宗气不足，人说话的声音就低微，有的人连着说了很久的话，就会觉得气不够用，上气不接下气，这是宗气在一段时间连续耗损所致。除了与呼吸有关系，宗气还负责推动气血的运行，气血运行得好，肢体就温暖，动作就灵活。有的人手脚总是发凉，就是因为气血运行不到四肢末梢。北方人都有这样的经验：冬天去户外一天，整个身体就像冻住了一样，嘴说话不利索，手拿不稳东西，脚趾不听使唤，连思维都变得迟钝。这也与宗气相关，气血不能外达，所以我们的动作就不灵敏了。

宗气怎么养呢？一方面要借助吃喝化生的水谷精微，另一方面可以通过呼吸去调养。《黄帝内经》讲了一种呼吸法，就是说一呼一吸要 6.4 秒。而我们现代人呼吸一般是 3.3 秒，古人的呼吸比现代人的呼吸要慢。呼吸越慢，人越健康，宗气越足，所以要练这个宗气。宗气有外在的练法和内在的练法。外在的练法，就是将两只手交叉，两个拇指放平，然后捶打丹田 120 次，会越打越舒服；内在的练法，就是把眼睛闭着，然后呼吸放慢，把注意力集中在腹部，下丹田深呼吸，随着一呼一吸，腹部隆起、收缩，吸气的时候腹部隆起，呼气的时候腹部收缩。这个呼吸法太重要了。

以上所讲的气是物质上的气，是身体里流动的气，是生命运动的体现。

三、养气的途径

养气也有很多现实的途径，很好达到，无非是从日常生活入手，这是最贴近大众的养生之法。

◎ 以食补气

从中医的角度看，人体的气是从精化生出来的，而精的一个很重要的组成部分就来自食物的营养，所以吃是养气的一大要务。气容易虚，补气主要补肺、脾、肾这几个脏腑，它们与气的关系尤为密切，而其中又以脾脏最为重要。

要想让气充盈，首先就不能偏食，这比注重用某一种食物补气效果更好。集中的、阶段性的食补能起到一时的作用，但要身体彻底地气血充盈，最好还是保证食物的多样性，并且吃够身体需要的量。这对于当下年轻女孩来说可能会有些困难，很多女孩都是靠节食来达到瘦身的目的，光知道节源，不愿意开流，这最终会损伤人体之气，给健康埋下很大的隐患。

气虚的人会怕冷，因为气跟人一样，虚弱了也就缺乏运动能力了，身体的血液流动速度也会减慢，这就意味着各个器官组织得不到热量、营养的供应，自然就"小手冰凉"了。继而运动能力也会下降，容易疲劳，干点活走点路就觉得累。气虚的人容易生病，因为气是人体的一道屏障，气虚等于缺少了一层保护，病邪轻而易举就能入侵身体。没有充盈的气就不能把病邪快速清除出去，生病了也不容易好。而最让女性头疼的一点是气虚的人容易衰老。所以从长远来看，还是要合理饮食，这是养气的捷径。

这里我推荐两种补气效果比较好的食材，一是山药，二是黄芪。其实人参也是补气圣品，但经常有人补益太过，也不适合经常吃，所以选取了更适合作为食补的两种。

山药是现在老百姓特别喜欢的食物之一，具有补养脾胃、生津益肺的作用，还能补肾精。正是因为大家喜欢它的养生保健功能，所以很多品相好一点的山药都被包装得很精美，摇身一变成了送礼佳品，这也可见它的食用价值已经受到了大家的关注。如果脾胃功能好了，吃得就会多，身体对营养的吸收也会变好，而山药就有健脾胃的功效，可以调理好消化吸收功能，进而化生出更多的气。

黄芪是地道的中药，有人甚至说它是补气的第一圣品。黄芪并不像有的中药那么苦涩，药味也没那么大，所以很适合煲汤。一锅汤里加上10克，全家人吃一顿，是不错的食补法。

◎动静相宜，气机条畅

气是动的，一旦停滞、逆行、阻塞、泄漏，都会出现问题。《黄帝内经·素问·六微旨大论》中说："出入废则神机化灭，升降息则气立孤危。故非出入，则无以生长壮老已；非升降，则无以生长化收藏。是以升降出入，无器不有。故器者生化之宇，器散则分之，生化息矣。故无不出入，无不升降……"大概的意思是，气的升降出入是生命体征的基础，呼吸等气体交换是人体与外界物质交换的主要途径，正是有了人体与外界、人体本身各组织器官的这

儒家养生大道

种物质交换，人才能不断地发展壮大。所以每一个活体都要有气的运动，气运动得好，人体就健康。

调理气机可以用我介绍过的腹式呼吸和《黄帝内经》中的呼吸方法，注意每次呼吸的时间和深度，同时还要针对自己的问题分别找一些练习的方法。

比如说心情容易抑郁、两肋闷痛、指甲嘴唇颜色暗深、身体容易有瘀斑，或者女性乳房胀痛、脸部易长斑等，都可能是气滞导致的。这类人要适当多做运动，多喝一点白开水，保持舒畅的心情，如果体寒注意保暖，适当吃点茴香、洋葱、白果等，白果每天吃几个就行，它有毒，不能多吃。

气有升降出入，如果该升的降了，该降的升了，出入失调，那就是气逆了。就拿肺脏来说，肺气是肃降的，如果不能下行，就会咳嗽、喘促、胸闷气急。胃气也是以降为宜，胃主受纳腐熟，胃受到伤害，胃气上逆就会呕吐、呃逆、嗳气、恶心、反胃、吐酸。养肝要顺着它来，如果肝气逆行冲上，就会搅扰清窍，则头痛、眩晕、耳鸣、目赤，甚至昏厥、不省人事。肝气欺负到了脾胃，腹部就会疼，并出现很多脾胃疾病的症状，还会导致泄泻等肠道问题。

有咳嗽、胸闷等症状的肺气上逆的人可以喝些薤白粥，咳嗽、气喘、有痰、肠燥便秘的人可以吃些苏子叶粥。这两种食物都入肺，能通利肺气。肺气不顺的人要保持心态平和、头脑清醒，不要瞎想，注意练习呼吸法。如果胃气上逆的话首先应注意饮食，吃得要有节制，最好能清淡饮食，吃易于消化的食物，不要吃寒凉的东西。肝气逆行首要的任务就是调整心态、平复情绪，戒怒是养肝气的重点。

再有一种常见的气机失常的病症就是内脏的脱垂，这是气不能牢牢拴住内脏，使内脏下垂了。直肠、子宫甚至都能脱出到体外。这时大家可以练习提肛、收紧会阴的动作，每天2次，每次15分钟。这种方法锻炼的效果很好，而且不挑时间地点。还可以用山药、大枣等炖鸡，也可以吃些淡菜，北方人叫海红，价钱比较便宜，营养也很丰富。

◎读书养气

除了在日常生活中补益条畅身体的气，直接作用于健康，我们还应该重视精神层面的东西。这是儒家尤为重视的，也是其他各家所不及的。

我的家乡徽州是宋明理学的发祥地，我把它称为"儒家圣地"。这里几乎家家都挂着这样的对联：几百载人家无非积善，第一等好事只是读书；忠厚传家久，诗书继世长；事业从五伦做起，文章本六经得来；一等人忠臣孝子，两件事读书耕田。文天祥的《正气歌》也很好地诠释了儒家气的内涵和修养的方法："天地有正气，杂然赋流形。下则为河岳，上则为日星。于人曰浩然，沛乎塞苍冥。"天地之间的正气化生万物，在地上是河流山岳，在天上是日月星辰，在人则是浩然之气，充斥宇宙。比如崔杼弑君，史官如实记载，崔杼把史官杀了。史官的两个弟弟也这样记载，又都被杀了，最后崔杼告诉史官的第三个弟弟："你按我说的写，我不杀你。"结果这个人还是据实以录,崔杼没法子,最后只能随他写。结果史官的弟弟出门正遇到拿着竹简而来的南史氏,原来南史氏以为史官一家都被杀了,所以来继续记载这件事。

这就是中国文人的气节,是他们的铮铮硬骨才有了那么多值得后人称道、自豪的故事,才有了中华几千年的文明。而这些道理、这些榜样和这些激荡人心的故事也只有在那些历史的宝贵文库中才能更好地领略到。古人说:"腹有诗书气自华。"读这些榜样的书可以养护我们的正气,让我们的身体也流淌这样的鲜血,让我们的心灵也凝聚这样的精神。

我们看白居易、陆游、苏东坡的文章时可能觉得他们都是做官的,生活应该优越,所以人也大气,都能忧国忧民。其实每个人都有自己的痛苦,如白居易无子嗣,陆游一度忍饥挨饿,身体又不好,苏东坡也曾挣扎于险山恶水之中,他们都是死后才名方高显。所以大家都有快乐的生活,同时也都有不如意的遭遇。如果不读书,我们就总是盯着自己的痛苦,每天幽怨嗔愤。读书则让人豁然开朗,看到别人的乐与痛,看到古今中外的事例。所以古人说读书能增长道心,是颐养的第一要事。

书有万千,能养的气也不同。既可以养豪气、灵气、平和之气、浩然正气,也可以养邪气、戾气、乖张之气、酸腐之气。择书跟择友一样,要走哪条路就要选哪种书。

以前我听说过这样一个故事:一位饱学之士到朋友的居所做客,朋友家左边的邻居成天麻将声不断,而右边则住着一个年轻人,家里堆满了书,小伙子成天只知闷头读书。这位学者既好奇又欣赏，觉得在这样嘈杂的环境中还能有如此好学的人实在难得，他终于敲开了小伙子的门，想看看他都读了些什么书。当他踏进书山纸海，心情却跌落谷底，原来年轻人看的都是武侠小说。学者摇头哀叹，小伙子说："我总比成天打麻将的人要强得多。"学者却说："其实，你跟他们是一样的。"

百转千回的小说可以读一点，但古圣先贤的经典更应该读。经典是具有典范性、权威性，经久不衰的著作，是民族精神的载体。经典好书始终是我们的良师益友，读好书也是养气的重要途径。

第四章

孝是通往仁寿的捷径

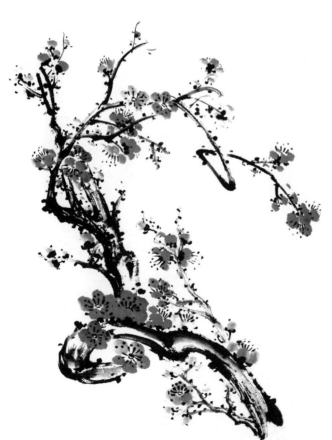

一、孝字的秘密

我们谈儒家养生的智慧，为什么一定要提到孝呢？孝是儒家重要的社会伦理思想，既包括伦常，又是修身和实现社会价值的前提。在儒家看来，孝是仁德的出发点，也是仁德的一种体现，通过践行孝道，人的品格也能得以完善，知道并奉行了孝道，在对待他人和国家时，才能符合礼的规范，才可能实现自己的人生价值，产生社会价值。也就是说，孝是为人的基础之一，既是仁德的表现，也是修仁德的方法。同样，奉行孝道既能够让父母快乐长寿，也能够让亲朋和睦安康，更能够让自己完成道德的提升，从而使自己也步入康乐的大道。

◎孝是养，更是敬

"孝"字经常被人挂在嘴边，尤其是近些年，各种媒体也在倡导这一概念，号召年轻人常回家看看，很多公益广告也展现了父母抚养孩子的不易、老年人生活的寂寞和为子女着想的心，看后确实让人很感动。

但如果较真起来，说说到底怎样算是孝的话，可能每个人的理解都会不同。《尔雅》是我国最早的一部辞典，它对孝的解释是："善事父母为孝。"即善于服侍父母是孝。《说文解字》上说："善事父母者，从老省、从子，子承老也。"它把"孝"字拆开，上边是"老"字的上半部，下边是"子"字，从字形上看，就是孩子托举着老子，也就是孩子承担起了奉养双亲的重任。因而孝就是子女对父母的一种善行和美德，是家庭中晚辈在处理与长辈的关系时应该具有的道德品质和必须遵守的行为规范。

孝包含了两点，一是要服侍、奉养父母。父母老了，我们首先要在物质上奉养父母，不但要有吃有喝，还要把好的留给父母，在物质条件不太好的时候，以父母的需求为第一。《二十四孝》中有一个故事叫行佣供母，说的就是孝子江革给别人做佣人，赚得很少，自己舍不得吃穿，但只要是母亲需要的，一样不缺，尽自己最大的能力供养。二是要敬、要顺。孝顺孝顺，顺就是顺从，顺从的关键是敬，是侧重于心理上、礼法上的。孔子说："今之孝者，是谓能养。至于犬马，皆能有养；不敬，何以别乎？"意思是说都觉得能奉养父母就是孝了，但是动物也有能养父母的，就是犬马一样有人养着，如果仅仅做到了供养，没有恭敬，那跟动物又有什么区别呢？所以孔子提到了"敬"，要尊敬，要敬畏，要怀着一颗恭敬之心，这也就符合了礼法。比如说我们跟父母说话的语气要缓和平顺，不能喊着说，也不能生硬地说。再比如我们奉养父母时的表情，也要是满脸喜悦的，如果是很冷漠的，即使你给父母金山银山他们也不会觉得快乐。孝顺包含了物质和精神两个方面的内容。

如果具体说来，那可就太多了。《孝经》说："身体发肤，受之父母，不敢毁伤，孝之始也。立身行道，扬名于后世，以显父母，孝之终也。夫孝，始于事亲，中于事君，终于立身。"要做到孝不是只照顾好父母就算完了的，还要保护好自己，自己都生活不好，怎么有余力更好地孝顺父母呢？所以我们要先保证自己健康，少惹是非，不让父母担心，还要有自己的事业，这样既有足够的经济能力去照顾父母，还能让父母为自己感到骄傲。最终建功立业，报效祖国。这样才能使父母、祖上荣耀，这叫光宗耀祖，是最大的孝。小仲马在跟父亲大仲马谈作品时说："我最好的作品是《茶花女》，您最好的作品是什么？"大仲马回答说："我最好的作品就是你。"对于一个父亲来说，自己取得的成绩可能远没有子女取得的成绩更让他觉得兴奋，所以人老之时跟街坊邻居、亲戚朋友聊天的时候，最爱比较的就是子女的状况了。从这个角度来看，孝又是奉养父母、成就自身、报效国家三位一体的概念。

以上我们说的主要是养父母，若把孝铺展开来，它的外延也是很大的。我们可以先看看古代儒家圣贤对于孝都有哪些阐述。

曾子曰："甚哉，孝之大也！"子曰："夫孝，天之经也，地之义也，民之行也。"（《孝经》）

孝者，所以事君也；悌者，所以事长也；慈者，所以使众也。康诰曰："如保赤子。"心诚求之，虽不中，不远矣。未有学养子而后嫁者也。（《大学》）

有子曰："其为人也孝悌，而好犯上者，鲜矣；不好犯上，而好作乱者，未之有也。君子务本，本立而道生。孝悌也者，其为仁之本与！"（《论语》）

孝子之至，莫大乎尊亲；尊亲之至，莫大乎以天下养。为天子父，尊之至也；以天下养，养之至也。诗曰："永言孝思，孝思维则。"此之谓也。（《孟子》）

老吾老，以及人之老；幼吾幼，以及人之幼。天下可运于掌。

诗云："刑于寡妻，至于兄弟，以御于家邦。"言举斯心加诸彼而已。故推恩足以保四海，不推恩无以保妻子。古之人所以大过人者，无他焉，善推其所为而已矣。（《孟子》）

从以上论述中我们不难看出，孝是基础，如果一人能孝，则其父母受益；如果全民皆孝，则国家和谐安定。天下太平了，我们的生活也就会更好。物质条件好，社会环境好，人们安居乐业，生活质量则更高，寿命自然也就更长。

孟子说："尊敬自己的老人，并由此推广到尊敬别人的老人；爱护自己的孩子，并由此推广到爱护别人的孩子。做到了这一点，整个天下便会像在自己的手掌心里运转一样容易治理了。《诗经》说：'先给妻子做榜样，再推广到兄弟，再推广到家族和国家。'说的就是要把自己的心意推广到别人身上去。所以，推广恩德足以安定天下，不推广恩德连自己的妻子、儿女都保护不了。古代的圣贤之所以能远远超过一般人，没有别的什么，不过是善于推广他们的好行为罢了。"

《孟子》中多次记载关于西伯侯（周文王）的故事。对于文王的兴起有这样的描述：伯夷为了避开纣王，曾经居住在北海边，听说文王兴起，便说："为什么不到西伯那里去呢，我听说他是善养老人的人。"姜太公为了避开纣王，住在东海边，听说文王兴起，便说："为什么不到西伯那里去呢，我听说他是善养老人的人。"伯夷和姜太公两位老人是天下极有声望的老人，都归于西伯，这等于天下的父亲都归于西伯了。天下的父亲都去了，他们的儿子还有哪里可去呢？如果诸侯之间有实行文王的政策，顶多七年，就一定能掌握天下的政权了。

在源远流长、博大精深的中国文化之中，无论是诸子百家还是三教九流，几乎都有着丰富的仁爱理念。除儒家"仁爱"思想和佛教"慈悲"思想外，又比如墨家有"兼相爱，交相利"的思想，道家有"损有余而补不足"的思想等。而"孝"则是其中的一个突出体现。"孝"是上天所定的规范，"夫孝，天之经也，地之义也，人之行也"；孝是诸德之本，"人之行，莫大于孝"。国君可以用孝治理国家，臣民能够用孝立身理家，保持爵禄。而这种孝是可以推己及人的，首先爱自己的父母，继而去关怀他人的父母。由对血缘的情感发展到对长者的敬爱，那么这个社会还有什么可担心的呢？同样，爱自己的孩子，然后再关心其他孩子，那么天下也就太平了。

孝德是最基本的伦理道德，是人自幼就有的一种朴素感情。以孝为起点培养个人的善良品质，是一个符合德育规律的循序渐进的过程，即首先从爱自己的双亲做起，然后推己及人，逐步做到爱天下父母，做一个善良的人。这种推己及人的自然亲情，符合人的认知与情感发展的规律，易于被人们所接受。

在我国历史上曾经也有个别时期，废弃了儒家的孝道文化，而后果是惨重的。诚然，中国古代的"孝悌"观也有糟粕的成分，但其精华却是我们立身护国的基础。

周瘦鹃是鸳鸯蝴蝶派的小说家、文学翻译家。抗日战争前夕，上海文化工作者积极呼号御侮，他和鲁迅、郭沫若等数十人发表联合宣言。新中国成立后，周瘦鹃一边写作，一边以相当大的精力从事园艺工作。他在自己的庭园里栽花培草，种植盆景，开辟了苏州有名的"周家花园"。当时的很多国家领导人都曾去他的花园参观。可见这位老人是很有学识和涵养的，他的文学贡献和对国家的贡献也是很值得尊敬的。

这样一位有浓郁传统文人色彩的知识分子，却在"文化大革命"时期遭到了迫害。文人无法接受的，就是让他们遭受众人的任意侮辱。周瘦鹃跳井而亡，死亡的直接原因则更发人深思。据说，他被斗之后回到家里，吃饭时要夹一块红烧肉，却受到小辈人的呵斥。这个细节是要注意的，儒家讲孝道，这个孝是合乎自然和人性的，父母养育之恩如海，长辈得到晚辈的孝，这就符合自然的传承。但在那个时期，某些人忘却了孝道，周瘦鹃的死亡悲剧的发生，是儒家道德被否定的结果。

亲情是人类生而有之的情感，而在恶劣的社会环境中，这种人们心灵的最后家园也被废弃了。究其原因，是道德、人伦传统观念的颠覆。连自己家里的长辈都不能敬爱，何谈及人之老；如果不能兼爱其他，又怎能维护社会的和谐？所以，这是一个恶性的循环，孟子所倡导的儒家道德规范就是治疗这一恶疾的一帖良药。

《礼记·礼运》中说："大道之行也，天下为公。选贤与能，讲信修睦。故人不独亲其亲，不独子其子，使老有所终，壮有所用，幼有所长，鳏寡孤独废疾者，皆有所养。男有分，女有归。货恶其弃于地也，不必藏于己；力恶其不出于身也，不必为己。是故谋闭而不兴，盗窃乱贼而不作，故外户而不闭，是谓大同。"也就是说，如果社会上的人都能和睦、博爱地对待大众，不只私爱自己的父母与子女，使鳏寡孤独废疾者都有依靠，那么社会也就太平了。这与孟子所说的其实是一个道理。

受儒家这种思想的影响，一些地方官吏以个人名义进行慈善义举，以自家资财资助贫困和孤病之人，此类善事不绝于史。例如，西汉宣帝时的黄霸，在任颍川太守时，常鼓励乡亭小吏饲养鸡、猪并施舍给困苦百姓，不时"养视鳏寡，赡助贫穷"，大行慈善事业。后来，当地社会秩序良好，达到"田者让畔，道不拾遗"的状态。

隋朝著名循吏辛公义的善行更为感人。辛公义是陇西狄道人，早年就死了父亲，由母亲一人抚养，母亲亲自教他读书。后来到武帝时，武帝经常召见他，对他非常赏识。辛公义跟随军队攻打陈国，凭功劳被授予岷州刺史一职。当地有个风俗——害怕病人，假如一个人患病，全家人都躲避他，父子之间、夫妻之间互相不看护照料，忠孝仁义之道已经无影无踪了，因此患病的人大部分都死了。辛公义对这种情况感到担忧，想改变当地这个习俗，于是分别派遣官员巡行观察管辖地，凡是患病的人都用床板运来，把他们安置在处理政事的大厅里。夏天流行温病时，病人有时候有几百人，厅堂内外都放满了。辛公义亲自摆放一榻，独自坐在里面，从白天到黑夜，面对病人处理政务。他把所得俸禄全部用来买药和请医生为他们治病，并且亲自劝他们进食，终于把他们的病治好了。辛公义这时叫来了病人们的亲人，跟他们说："死是由天决定的，不会相互传染。过去你们抛弃他，这是死的原因。现在我将患病的人聚集起来，并在他们中间办事、睡觉，假如说能传染，我哪能不死，病人又哪能恢复健康？你们不要再相信疾病传染这件事。"

那些病人的儿子、孙子听后都十分惭愧地拜谢离开。后来有人患病，病人就争相到他那里去，病人家里没有亲人的，辛公义就把他留在家里供养。大家开始相互关怀体贴，原来的恶俗慢慢就改掉了。岷州百姓都称他为"慈母"。

辛公义做到了一个地方官所应有的博爱。每个人的能力有限，身份地位也不尽相同，因此，只要尽己之力就足够了。就比如儒家思想中的"孝"，根据人的不同有很多不同的内容：天子之"孝"要求"爱敬尽于其事亲，而德教加于百姓，刑于四海（对亲人要爱敬，对百姓要施以德教，用礼法来对待天下）"；诸侯之"孝"要求"在上不骄，高而不危，制节谨度，满而不溢（处尊位而不骄纵，在高位而不危及自身，谨慎守法，达到极限而不溢出）"；卿大夫之"孝"则一切按先王之道而行，"非法不言，非道不行，口无择言，身无择行"；仕阶层的"孝"是忠顺事上，保禄位，守祭祀；一般老百姓的"孝"应"用天之道，分地之利，谨身节用，以养父母（百姓能善于利用天时地利，兢兢业业地工作，勤俭节约而用来丰厚地赡养父母）"。如果每一个人都能尽到自己的本分，那么国家也就兴盛了，社会也就安定了。

要建立这种博爱的风范，可以以孝德为起点，培养人们的人文关怀。孝的价值并不只在于爱亲。孝亲表现是低层次的，但其内涵的推广和境界的提升却是至高的。"老吾老以及人之老，幼吾幼以及人之幼。"由传统孝德为起点，推己及人，由爱亲而及天下，孝是修养人格的切实基础。孝的含义不仅仅表现在简单的爱人上，而且表现在爱社会、爱万物上，进而达到一种天人合一、和谐统一的境界。孝之终极意义和价值在博爱。这种走出亲情范围的博爱意识极有利于人们之间的感情沟通，有利于人与自然的和谐融洽。德育应当善于利用传统孝德资源，不断深入发掘其中深层内涵为我所用，真正培养人们的善性良知，让每个人对自己、对他人、对社会、对自然万物都抱有和谐友善的态度。

尊老爱幼不但对一个国家、社会有重要作用，在人与人的关系中，也就是通常所说的人际关系，包括父母与子女、夫与妻、兄弟与姐妹，以及亲属、朋友、邻里、同事、上下级、干群之间等关系中，也是不可缺少的。如果人与人之间相互关心、相互支持、求同存异，就能形成团结和谐的良好局面；如果人与人之间彼此排斥、互不相让、摩擦不断，就不利于团结，就会影响工作的正常开展。一个充满仁爱的团体，会给人温暖、积极的影响，从而使人们的自私之心、人性的阴暗之面都会在不知不觉中得到改善。所以，现代的企业、团体中需要这样的仁爱文化。

把这种观念应用到实际生活中，并不一定限于对鳏寡孤独的救助。比如坐公车时，给老人或带小孩的人让座；给为你提供服务的人一个微笑或是一声真诚的感谢，即使你是消费的一方；看到乞讨者时把你要施舍的钱轻轻地放在他的钱钵里，而不是居高临下地扔下去等。

孟子的人文关怀不是空中楼阁，也不是可望而不可即的乌托邦。反省自己的漠视和冷淡，逐渐改善对他人的态度，我们就会拥有一个暖意融融的和谐社会，这也是当今中国社会的主流意识，内涵是构建一个民主法治、公平正义、诚信友爱、充满活力、安定有序、人与自然和谐相处的社会，而这样的社会需要你我共同的努力，需要大家的仁爱精神。

◎天下第一孝

我的同乡，南宋哲学家、教育家、理学家朱熹所书的"孝"字被誉为"天下第一孝"。我家乡的祠堂里就悬挂了这个"孝"字。

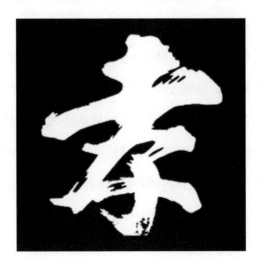

我们姑且不讨论这个字的书法价值，单看它的字形，就能领会孝的真正含义。上半部右边横、竖、撇笔画连接，可见一个仰面拱手作揖孝敬长辈头戴方巾的秀才，表明孝敬长辈就当得起一个人。再看字的左上部分，像一张猢狲脸，而且"土"字的长横和一撇分明像猢狲的拳脚，跋扈嚣张，没有一点恭敬之心，表明不孝敬父母就是畜生。朱熹当年写这个字的时候，心里未必就把这个字分成孝子和猴脸，但是后世人从中领会出了孝则为人、不孝则为畜生的寓意。

《朱熹家训》中说："君之所贵者，仁也。臣之所贵者，忠也。父之所贵者，慈也。子之所贵者，孝也。兄之所贵者，友也。弟之所贵者，恭也。夫之所贵者，和也。妇之所贵者，柔也。"

"事师长贵乎礼也，交朋友贵乎信也。见老者，敬之；见幼者，爱之。有德者，年虽下于我，我必尊之；不肖者，年虽高于我，我必远之。慎勿谈人之短，切莫矜己之长。"

这里面明确了父慈、子孝、兄友、弟恭、尊老、爱幼的治家之法。也就是说孝不是孤立的，而是环环相扣的伦理链中的一环，其下还有父母应该怎样对孩子、兄弟姐妹间应该怎样相处等问题。为父母者要慈爱，不要把孩子当成完成自己心愿的工具和自己人生的单纯延续，应尊重他们的选择，从幼年时培养孩子健全的人格，让他们受到良好的教育，至于以后的人生之路，还要由他们自己来走，最好不要过多干涉。兄弟姐妹则要幼尊长、长恤幼，团结在一起。古时候在大家庭中都是有分工的，有人出仕，有人治家奉养双亲，这样不能说谁孝谁不孝。在外的虽然不能时时侍奉父母，但也是为了家族的利益在工作。让父母觉得与有荣焉；而在家负责琐碎家事的也不能说没出息，他们保护的是根据地，是孝道和家族利益的具体执行者。

现在很多家庭是独生子女家庭，就一个孩子，那压力就比较大了，出去闯事业的是你，照顾父母子女的也是你，两手都要抓，两手都要硬，如果因为事业疏忽了对父母的照顾，也就等于将人生丢掉了一半。若身为家里唯一的孩子，这个事实没法改变，也要尽量安排好父母的赡养问题。所谓的困难只是觉得它不是最重要的事情，所以没把它放在第一位而已。背父母上学的有之，为父母放弃高位高薪的亦有之，一切皆在自己的安排。如果有兄弟姐妹的话，那就更好了，可以把父母安排在其中一个身边，或者大家轮流赡养，有钱出钱，有力出力。兄弟姐妹之间也不要攀比，计较当年父母多给你一个枣，多给他一碗汤。不是因为父母在诸多子女中最爱我们，我们才去孝顺他们的，即便父母曾经有些不公，仍旧不能抹杀十月怀胎、生育抚养、教育庇护的数十年辛劳。

◎孝是需要学习的

从古至今，这么多大儒为什么都把孝推举到一个如此高的位置上，甚至在选任国家管理者时也要着重考虑这个因素？我们理解孝时不能光从理性的角度来思考，像前面分析的，孝是修身、齐家、治国、平天下的基础，是仁德的组成部分，是修仁德的方法等，但是光从理论层面认识到其实并不足以激起我们孝的热忱和行为。父母对我们是充满感情的，他们在养育我们的时候可不是从伦理、社会责任等角度考虑的，而是生而有之的爱促使了他们对我们没有限度的好。

父母在把孩子生下来时，甚至还没有生下来的时候就已经爱着他了。这是生物的本能，这种爱是没有条件的，不是因为子女以后要成为伟人父母才爱他，不是因为子女以后要给父母养老，父母才爱他。而且这种爱也最为强烈，能让身为父母者舍其生命，倾其所有。但是子女对父母的爱呢，与之相比就轻微得很了。

孩子生下来懵懂无知，他不会有意识或潜意识地爱父母。孩子对父母的爱一部分是由血缘关系产生的，还有很重要的一部分是对父母之爱的反馈，就是你爱我了，照顾我、喂养我、保护我，所以我依赖你、爱你。这种爱相对于父母之爱就是有条件的了。还有，孩子的记忆也是到了几岁以后才渐渐清晰的，父母养育我们最辛苦的几年儿女根本没有记忆，只能是大了以后从侧面了解，或者自己当了父母以后感同身受。还有，父母一般都不大会想让孩子操心家里的事，即使在外面赚钱赚得很艰辛，也不会对子女说。这样一来，子女对父母究竟付出了多少并不能完全了解，所以子女对父母的爱很难像父母对子女那样深厚，古人说得好："谁言寸草心，报得三春晖。"

《论语》中有一段关于守丧年限的讨论，让人读了很是感叹和伤感。宰我问孔子："三年之丧，期已久矣。君子三年不为礼，礼必坏；三年不为乐，乐必崩。旧谷既没，新谷既升，钻燧改火，期可已矣。"子曰："食夫稻，衣夫锦，于汝安乎？"曰："安。""汝安，则为之！夫君子之居丧，食旨不甘，闻乐不乐，居处不安，故不为也。今汝安，则为之！"宰我出。子曰："予之不仁也！子生三年，然后免于父母之怀。夫三年之丧，天下之通丧也。予也有三年之爱于其父母乎？"

宰我对守丧三年提出了自己的观点，他认为三年太久，这种丧制从很久以前就开始遵守，到现在是不是应该与时俱进，改变一下。三年的时间都能使礼崩乐坏，现在时过境迁，是不是这些老的丧制也该改改了。孔子很淡定，他反问了宰我一句，说："父母死后还不到三年，你吃好的，穿好的，会不会心安理得呢？"宰我说："我心里安稳。"孔子说："你心安那你就那么做吧。君子守丧是因为父母死了，让他们吃好的他们也吃不下，给他们听美妙的音乐他们也不会觉得快乐，让他们住好的房子他们也不觉得舒适，所以他们才守丧。如果你不觉得心里不安稳，那你就按你说的那样做吧。"从这里我们可以看出来，孔子认为守丧三年不是制度使然，不是硬性的桎梏，而是子女发自内心的需要，是心甘情愿这么做的，这跟规定没关系，他的这份哀痛就要持续这么久。而宰我是没办法而为之，国家有这个规定，他想听音乐，想吃好的喝好的，但是在丧期，制度不允许。接着宰我出去了，这时孔子说宰我不仁。这是一个很重的否定，儒家的根基就是仁，这等于把宰我全盘否定了，说明不孝的人在孔子眼中根本就不是儒家的一分子。下面的一句话，就是很能触动人心弦的一句话了，如果时时谨记这句话，把它的意思咀嚼透，那很多人就做不出不孝的事情来。孔子说："子生三年，然后免于父母之怀。"从字面上来理解就是孩子到了三岁，才能脱离父母的怀抱。小时候都是爸爸妈妈抱着，长大了，才能独立行走，需要照顾的就少了。孩子在很小的时候可以说就是寄生在父母身上的，一刻不能离开父母，不单单是生活中的照顾，还有心理上的依偎。老话说"三岁看老"，最初这几年为我们整个人生奠定了基础，我们后天的很大部分都是父母在我们小时候为我们铺垫的。正是有了最初这几年，我们才有了独自生存的资本。父母这样地爱着我们一生，而宰我对父母这样的爱却连三年都保持不了。

在《论语·学而》中，孔子进而说道："父在，观其志；父没，观其行。三年无改于父之道，可谓孝矣。"守孝不光要在生活细节中表现出来，不只是穿什么吃什么的问题，还要秉承父母之志，他们生前的志愿、思想，做子女的不能违背，即使父母不在了，也要像他们在时一样遵循，这样才是从里到外地守孝。

《二十四孝》里有一则故事叫《闻雷泣墓》，讲的是三国时魏国王裒的父亲无罪被处死，王裒愤恨难禁，隐居了起来，教授一些学生。王裒的母亲怕雷声，每当打雷的时候他就陪伴在母亲身边。后来他的母亲也去世了，每次打雷时王裒就会到母亲墓前说："母亲不要怕，孩儿在此呢。"他教授学生《诗经》的时候，读到"哀哀父母，生我劬劳"时，总是痛哭流涕，他的学生怕触及老师的思亲之情，干脆不读《蓼莪》这首诗了。

同样的还有《齐书·高逸传》中的顾欢。顾欢早孤，每读到《诗经》中的"哀哀父母"这句时，就会拿着书恸哭不止，于是他的学生也废弃了《蓼莪》一篇，以免触动了他的悲情。

《蓼莪》是一首孝子悲痛不能终养父母的诗，让王裒和顾欢不能自已的"哀哀父母"这句是说可怜的父母生我这样辛劳。此诗后面还有几句家喻户晓的名句："父兮生我，母兮鞠我。拊我畜我，长我育我，顾我复我，出入腹我。"从字面意思来理解就是父亲生我，母亲养我，从小抚育疼爱着我，养我长大培育我，庇护不愿离开我，进进出出抱着我。这句诗读起来真是让人感动哀伤至极，我们哪个人不是这样才得以长大的呢。从儒家的大道中学习体会孝道，在内心中培养感念父母慈爱之心的种子，即便没有治国平天下的宏愿施行，也已足够了。儒家之道若能得以在此方面传扬开来，社会应当会日渐和谐，因为这就等于奠定了仁德的基石。

◎ 从儒家视角思考养老现实

养生尤其让两种人感兴趣，一种是身体有点不舒服的人，另一种则是中老年人。

中国是老龄化速度最快的国家之一，2010年我国老年人口已占总人口的13.26%，65岁以上人群占的比例从7%提升到14%只用了29年。而发达国家大多用了45年以上的时间，比如法国用了130年，瑞典用了85年，澳大利亚和美国用了79年左右。我们现在还面临两个问题，一个问题是"未富先老"，拿日本来做比较，在老龄化程度与我们相当的时候，日本的国内生产总值是我国的好几倍；另一个问题是农村养老问题，第五次全国人口普查发现农村老龄人口的比例已经超过城市。

老人多了，养老成为急需解决的社会问题，养老问题也就是养生问题。在中国人心中，老有所养、老有所乐是骨子里的追求，为达到这一目的，古代中国人做了两个层面的事情。

一是制度、教化层面的设置，这一部分是针对无劳动能力的老年人，社会必须要承担起责任来。比如《礼记·王制》中说："五十不从力政，六十不与服戎。"50岁以后就可以不在建筑工地干活儿了（不服力役），60岁以后保安都可以不干了（不服兵役），还说："八十者，一子不从政，九十者，其家不从政。"家里有80岁的老人，可以有一个子女不上班，有90岁的老人，可以全家人都不上班，在家照顾老人。我们知道古时候百姓对国家的义务就是服各种徭役，相当于现在的缴税，就是说家有老人要照顾，可以不缴税。而且，古代中国人不是把老人当成负担看待，而是当成教育资源对待，《礼记·王制》中记载："有虞氏养国老于上庠，养庶老于下庠。夏后氏养国老于东序，养庶老于西序。殷人养国老于右学，养庶老于左学。周人养国老于东胶，养庶老于虞庠，虞庠在国之西郊。"通过办学校，老人们在这里教化童蒙，完成"民知尊长养老，而后乃能入孝悌，民入孝悌，出尊长养老而后成教，成教而后国可安也"的社会功能。总之，社会制度、社会风尚都提倡要尊老敬老，体恤照顾老人。

二是对老年人的健康生活给出细节指导，这一部分属于针对老年人的健康教育，是自身的养老。比如清代乾隆年间的曹庭栋写了一本书——《老老恒言》，专门告诉老年人怎么生活才健康。第一是要心安，心神宜静、忌怒，老人不要去争所得，"戒之在得"。第二是要吃舒服、睡安稳。吃不能过饱，平日要少食，老年人最适宜少量空腹喝粥，即使有点不适，也可以用药粥调理，不要动不动就吃药，而睡觉最好右侧卧如弓状。第三是要练功，曹庭栋推荐的练功主要是两种，一种是散步，饭后缓行，且行且驻，摇身消食，如白云流水，闲暇自娱；另一种是导引功夫，比如八段锦之类，导引锻炼加上按摩是老人保健养生的好方法。

孝敬老人、赡养老人不仅仅是子孙的义务，也是国家和社会的义务。当然，养老也包括自养，即自己对自己的老年生活负责，过健康快乐的老年生活。我们现在对老年人的重视程度不仅没有达到古代儒家养老敬老的要求，而且相去甚远，对古代文化的复建、对国人中华文化观的再教育，其实完全可以像儒家说的那样，由孝道入手，相对于其他德行来说，这是比较容易达成的。如果全民皆孝，那么则老皆有可依，然后道德完备、社会安定、人民和乐。

二、孝顺其实很简单

◎先来谈谈三不孝

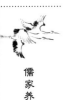

"不孝有三，无后为大。"这句话影响很广，大家都听过。那所谓的不孝有三，到底是哪三种做法才是古人认为最不孝的呢？

汉代人赵岐在注释孟子的这句话时说："于礼有不孝者三，谓阿意曲从，陷亲不义，一不孝也；家贫亲老，不为禄仕，二不孝也；不娶无子，绝先祖祀，三不孝也。"意思就是，一味顺从，见父母有过错而不劝说，使他们陷于不义之中，这是第一种不孝；家境贫穷，父母年老，自己却不去出仕，赚取俸禄来供养父母，这是第二种不孝；不娶妻生子，断绝后代，这是第三种不孝。

我们前面也说了，要孝就要顺，顺着父母的心意，让他们快乐。但是这个顺不是说父母说什么都听，而是顺从礼法。父母也会犯错，也会有错误的想法，如果顺着他们错误的想法，那不但自己会做错事情，而且还会把父母陷于不仁不义的境地。

对于君臣之义，古人有这样的描述，说君有过错，臣应该规劝，如果再三规劝还是不听的话，那就离开。子女对父母也要规劝，但不同的是，父母即使不听从我们的建议，我们也不能一走了之，还是要奉养他们，只是要不断说服感动他们，最终扭转他们的想法。子曰："事父母几谏。见志不从，又敬不违，劳而无怨。"

孔子说："侍奉父母，他们若有过失，要婉言劝告。话说清楚了，却没有被接纳，仍然尊敬他们，不要违逆对抗，继续操劳而不怨恨。"

舜是历史上有名的大孝子，桃应有一次问孟子说："如果舜治理天下，皋陶这样执法如山的人做法官，舜的父亲瞽瞍杀了人，这么复杂的关系怎么处理呢？"孟子回答说："皋陶该抓瞽瞍就抓啊，这是他的本分。"桃应追问："那舜不会阻拦吗？"孟子说："舜凭什么阻拦，那是皋陶的职责。"桃应说："但是那是舜的父亲啊，他应该怎么办呢？"孟子说："权位对于舜来说不算什么，他完全可以带着他的父亲逃走，隐居起来，让父亲快乐终老。"这就是古人的孝观，但并不是说孝可以凌驾于法律之上。于私来说，不能自己去直接抓捕父亲；于公来说，可以让法官去抓捕父亲。各尽其情，各尽其责。

禄仕的问题，也很有现实意义。前几年社会上出现了一个热点问题——"啃老族"。年轻人反而靠老人来养，面对自己的父母也敲骨吸髓，一点不手软。古人讲禄仕，做官赚俸禄，这是文人的唯一出路，但是现在不一样了，可以选择的工作很多，可以说只要想干就一定能找到工作，只要不奢靡，钱省着点花，至少也能养活自己。退一步说，现在老人大多有养老金，其实还不到要我们提供大量金钱供养的地步，只要年轻人能够自己养活自己，不给家里添麻烦，父母就已经很欣慰了，根本不用你来光耀门楣。之所以还有那么多人寄生在家里，还是想找更轻松、更体面、赚得更多的工作，但这种脱离实际情况的想法本身就是不孝的。因为这使父母处于极大的压力之中，既有经济上的，又有心理上的。

现在对于结婚生子的问题有很大的分歧。一部分人认为这是个人的选择，不应该被归结为社会问题，更不应该被歧视和催逼。这个当然是有道理的，可如果从父母的角度来看就不一样了。孩子如果没有成家，父母会觉得孩子还没有依靠，父母毕竟老了，不能陪子女一生，那如果以后父母不在了，谁来照顾我的女呢？如果孩子结婚了，父母也就少了一份挂念。至于生儿育女，一方面是老人喜欢孩子，喜欢看到子孙繁盛，孝子贤孙承欢膝下的天伦之乐啊，不生孩子已经间接剥夺了父母享受天伦的乐趣。再有一方面也是出于养老的考虑，中国人讲究的是养儿防老，父母也会担心，子女没有孩子，那等子女老了后怎么办，谁来赡养他们呢？其实从中我们也应该体会到，父母希望见到下一代结婚生子不单是从自己的面子、他人的压力来考虑问题的，也是在替子女操心。而子女孝顺的一个表现就是不让父母操心。所以尽量把个人问题解决好，即便不能暂时顺从父母的心意，也要好好跟他们解释，让他们放心，这才是为子女的正道。

◎知医为孝

人到了老年都会有不同程度的病痛，所以民间若有高寿老人在睡梦中过世的话，大家会认为是喜丧，因为老人没有痛苦，不受折磨。也正是为了能让父母、家人乃至自己活得长久，活得有生活质量，古代的知识分子都会研习医书，通晓医术，这是文人的一门功课，在古代并不稀奇。但在今天，医学知识普遍匮乏，除了医学从业人员，很少有人能够深入地了解医学知识，所以经常会有报道称受过高等教育的人盲目轻信保健品或"神医"，最终使健康受到了更大的伤害。

中医是中国人在漫长的历史时期里得以安身立命的最主要方法。它兼容并蓄，可以说中国历史上所有的哲学思想都被其借鉴吸收过。儒学作为历史上的显学，思想文化观念必然影响和渗透到中医学之中。儒学对中医学的影响除形成了"医乃仁术"的思想以外，还形成了独特的中医传统——儒医。历史上的著名医家大多儒医兼通，亦儒亦医，亦医亦儒，如朱震亨、李时珍、张景岳、徐大椿等。

儒家讲孝道，按照孝道，最根本、最重要的要求就是让父母过得好，虽然作为老百姓不能像皇帝一样"以天下养"，但也要让父母健康，如果父母生病的时候儿女能帮他们减少病痛，那是多么欣慰的事啊！所以古人说"为人子者不可不知医"，"上以疗君亲之疾"，这也是实践孝道。孙思邈曾说："君亲有疾，不能疗之者，非忠孝也。"清代著名医家吴鞠通，他起先热衷于科举，后来他父亲病了，看了很多医生，可最后还是没有救得性命。这对吴鞠通的打击非常大，他说："父病年余，至于不起，瑭愧恨难名，哀痛欲绝，以为父病不知医，尚复何颜立于天地间！遂购方书，伏读于苦块之余。"可见，正是孝道促使这位文人弃文从医，成就了一代医科圣手。

我们常说"医者仁心"，这份仁爱之心首先就要体现在孝上，不孝之人不会有医德。先知孝顺父母，然后能爱敬他人，才能成为为病人着想的好医生。所以说现代医德建设应该更加注重对医生儒家文化的培养与熏陶。

作为现代人，要做到"知医"有很多方法，大家并不愁找不到了解医学知识的途径，但让人忧心的是充斥着各种医学知识的作品和信息良莠不齐，对不了解医学基础知识的人来说很难区分真假对错。

在此我要提醒大家两点。首先，医学不是神学，医者不是神仙，总有一些病是没有办法治愈的。比如糖尿病、高血压、哮喘之类的疾病，就目前的医学发展程度来讲，只能控制病情、缓解症状，若说彻底治愈，则有待医学的进一步发展。所以不要冒进，别看到广告上的药品、保健品或某些"专家"的宣传就轻信。其次，对于普通的医学常识，比如急救、老年常见疾病的简单判断和家庭护理等知识，作为子女还是要了解一些，大家可以买一些专业的医学书籍进行学习，也可以在网络上、电视上看一些医生的讲座，但是要注意筛选，别让错误的信息误导自己。

学医其实是件艰辛且需要很大毅力的事，所以医学院校的学生要比其他专业的学生学习更长的时间。医学又是一门实践性很强的学科，不经过多年的临床磨炼不能成为好医生。所以大家自学的时候不要着急，也不要贪多，可以先从家里人的实际情况入手，比如父母心脏不好，那就先从心脏的相关疾病开始了解，慢慢地就能对一些情况做出基本的判断了，比如什么情况应该赶紧就医、什么情况需要马上服急救药、在家康复时做些什么护理、平时吃些什么对身体有好处等，这些是靠我们的努力可以做到的，也是孝的体现。

试想，如果天下子女都能懂一点医理，可以合理地赡养老人，那社会将何等承平，人人将何等安乐！

◎孝的目的——过健康、快乐、智慧的生活

之前谈了很多如何赡养孝敬父母的问题，其实对老年人来说，子女的赡养固然重要，但在当今的社会现实下，自养也成了不得不面对的问题。无论是赡养还是自养，目的都是一个——生活得更健康、更快乐，还有更智慧。

健康是每个人的向往，因为健康不仅可以使我们长寿，而且可以保证我们的生存质量。没有健康的保证，再多的财富、再美好的理想、再远大的目标，都将毫无意义。同时，健康的含义是丰富的，它不仅是没有患上什么疾病，而且要求具备良好的整体健康状况；它不仅要求在体检表上的各项指标都表现不错，而且更要求在自己具有良好的精神状态。更为重要的是，健康是个长期的要求，不能年轻时很健康，步入中年、进入老年之后，就可以不再健康了。为了这一点，就要求每个人从年轻时就要为自己将来的健康打好基础，通过更多的努力呵护自身健康，延缓衰老的来临，弱化自然规律对自身健康带来的负面影响。而那些已经进入中年或老年阶段的人，则更应关注和维护自身的健康，从而为自己能够更长久地享受生活、享受丰富多彩的人生创造基本的条件。这里所强调的主要是个态度问题，只要态度积极，在饮食、运动、心态、习惯等方面，遵循人体的需要和规律，健康的美好人生就可以属于我们每个人。

老年人健康的同时，还要有幸福感，其实健康和快乐是相辅相成的，总愁闷的人很难健康，不健康的人也比较难以快乐。孟子说的"君子有三乐"中的一乐就是父母健在、兄弟姐妹和睦。而让父母感到快乐的方法也有很多，常陪伴他们、不让他们操心、帮他们完成一些小小心愿等。老年人自己也要找到调适心情的方法，找到能够倾诉的对象，把自己的苦闷吐露出来是最经济的解闷方式，而且无论有没有别的兴趣爱好，处在怎样的境地中，找人聊聊天都是人们需要的，没有人群的差别，只要找到适合的朋友就行。

再有就是过一种智慧的老年生活。这显然是人生的又一个境界了。人生在世，不能过于自我，不能为了一己之乐而以别人的痛苦作为代价。这样得到的快乐一定是暂时的，也许很快就会出现乐极生悲的情况。因此，人应该拥有人生的大智慧，放下、放空、看透、看破，学会乐于助人，以自己的努力帮助更多的人也能享受到人生的快乐。不是有这样一句很通俗的话，叫作"我为人人，人人为我"。尽管很通俗，但道理却非常精辟。尤其在如今这样一个社会，人不可能独立的活着，都要依附在一个具体的社会环境之中。因此，人只要在他自己的日常言行中，时刻遵循"和"的宗旨，尽自己所能，爱护自然环境，尊重帮助身边的每一个人，时常以分享、感恩的心态待人处世，就完全有可能拥有属于自己的智慧人生。由此，老年人也能够实现自己在这个阶段的人生价值。"莫道桑榆晚，为霞尚满天。"一个热爱生活、与人为乐、贡献自己热量的人必然能过上充实而幸福的生活。

第五章

内省是养生的根基

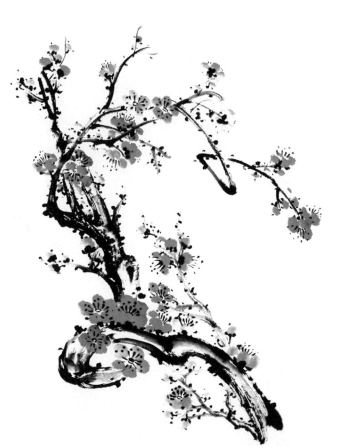

道家与佛家都有自己的养生方法，既有调适心理方面的，也有锻炼身体的。儒家更重视品行方面的道德修养的建立，并由此来影响人的观念、矫正人的行为，达到养生的目的，但也有具体可操作的践行方法。朱熹和王阳明是两位大儒，他们对修身养性都提出了独到而具体的见解，这些修身养性的方法都可以运用到我们的养生实践中来。

一、儒家修习的第一种方法——内省

从现在全社会头疼的慢性非传染性疾病来看，如高血压病、糖尿病、冠心病等，这些病被认为与生活方式密切相关，存在"一果多因""一因多果"的复杂关系。比如癌症，是一种结果，但其致病因素众多，吸烟、损伤性饮酒等都是致病因素，这是"一果多因"；又比如吸烟，是一种原因，但与其相关的结果不一，心血管疾病、肺部肿瘤、代谢疾病等都是可能后果，这是"一因多果"。这种情况就需要更多的洞察智慧，而不能继续用"一因一果"的线性思维方式来对待，这类似于佛家的所谓因缘，要了悟因缘，就要修习佛学，修习佛学的根本则在修心（即修持戒律，明心见性），而修心的基本方式则是内省。没有内省功夫，很难抵御既有的不良生活方式，很难养成一种适合自己的健康生活方式。

其实，内省往大了说，本应是中华文化的信仰。先圣孔子说"内省"，曾子说"三省吾身"，孟子说"自反""反求诸己""反身"，荀子说"自省""自存"，后世诸儒皆注重内省。内省不仅是自我修行的根本功夫，甚至是修身的唯一途径。遗憾的是，在当代中国人中，此传统远没有真正成为一种信仰。当今社会的一些人，把目光、手段过多依赖于外在的内容，比如对名、利、权的割舍不下，对饮食、药物、器械的偏执相信，放弃了通过内省护养心灵、调养身体，所得的结果常常是烦恼丛生、疾病缠身，由此可见，内省功夫确实到了该重新拾起的时候了。

从传统养生的方法来看，食饮有节——节，是一种对度的把握，需要内省，因为古人吃饭、喝水不太可能用量杯去量；起居有常——常，是一种对规律的体认，也需要内省，因为古人没有手表、手机，而且天气有晴有雨，不是时时刻刻都能通过仰观天文来确定时间；不妄作劳——不妄，本身就是一种对内在活动的描述，也是内省所得。至于传统养生学说中重中之重的精神调养，更是直指内省、内视、内求，可以说如果不用内省的方法，整个传统养生学说的大厦就会坍塌。

朱熹是中华文化史上的一位圣人，"前有孔夫子，后有朱夫子"，朱熹被视为中国哲学范式演进的关键性人物。研究历史，我们有时会发现一个学派的兴盛与学宗的养生不无关系。比如说朱熹，我们知道朱熹所处的年代贤哲辈出，比如湖湘学派的宗师张栻与朱熹年纪相仿，张栻曾主持岳麓书院，他与朱熹、吕祖谦并称"东南三贤"。可张栻47岁就逝世了。而朱熹善于养生，又持敬修习，精进不止，后来的影响力就比张栻要

儒家养生大道

大了。

朱熹的养生思想中处于学理根基位置的应该是《周易》，朱熹把天地四时的变化看作是阴阳二气消长往复的结果，在《周易本义》中用十二消息卦来解释一年十二个月的变化和养气要领。然后，天地四时的这种规律也会落实到人的一呼一吸之间，所以，朱熹认为"人之所以生，理与气合而已"，气就反映阴阳的消长变化，而理则是一种本源性的、始基性的东西，在人身上类似于精神意识层面的本性、人之所以为人的本质规定等内容。养生抑或为学修养，都是从"养气"入手，到"穷理"终了。

朱熹是全才（古时的贤达多是如此，对传统学术的各个门类均有所涉猎），清人全祖望说："两宋诸儒，门庭径路半出于佛老。"出入佛、老后，自成一家，也同样是朱熹学说的特点。比如朱熹说人由"气""理"相合而有了生命，朱熹认为"理"无所不在的思路和"佛性"本来就在的思路是类似的。更重要的是朱熹的养生归根到底强调的是"修心"，这一点和佛家禅宗重视心灵洞悟完全一致。比如朱熹认为心是人的根本，他说："此心泛滥无所收拾，将甚处做管辖处？其他用功总嫌慢，须先就自心上立得定，决不杂，则自然光明四达，照用有余。"心收拢了，没有杂质了，其他功夫才可能显出效果来。

今天从操作性的视角来归纳朱熹的养生，首先要把握的就是修心，用朱熹自己的话来说就是"明天理，灭人欲"，所谓的"灭人欲"就是消除多余的欲望，防止纵欲。其次是格物，这种格物是在身心上体验，不是站在物的外面去剖析、观察，而是融为一体去感受。两宋时候的"格物"有一个很好的设置——书院，在这里贤哲会讲，师生共修，是学习修养、文脉传承的担当，也是养生实践。最后就是修心、格物的深入和推而广之，深入进去就是穷理。要穷理就要持敬、专注地下功夫，穷理的外在表现第一条就是穷人伦之理，也就是道德信仰的健全，担负起自己身上的社会责任。而朱熹的养生到最后会变成一种自觉行为，内化成一种基本素养，而这种气质、境界，绝不是单单懂得医疗知识或者儒学经典能解决的，朱熹把这种状态描述为"圣贤千言万语，教人且从近处做去"，从近处做去，笃行下去，自然有了圣贤在我身的气象。具体做法上，朱熹提出："半日读书，半日静生。"静坐可以内省，可以思过。

内省就是要不断叩问自心，它跟慎独也不无关系，慎独强调的是独处时的行为约束，在什么样的情境下都要规范自己的行为；内省强调的是内心深处的反思，从心而求。慎独是对实时的做法的约束，内省则既可以反思过去，又可以思考现在、未来，重在思过、忏悔。

内省对养生有莫大的帮助。如果身体有问题的话，我们可以问问自己是什么原因造成的，哪些因素是我们可以避免可以控制的，内省的一个重要层面就是从自己身上找原因，而自身的原因也是我们最容易解决和操控的。是不是吃得多了、吃得油腻了、没有运动或者有想不开的事才让我们生病了？从现在开始改变这些不好的习惯是不是身体状态就会变好？我因何动怒？能不能使心绪平和下来？在不断的自省中，我们可以探寻出一条出路来，如果不自问，不思考，那我们可能根本意识不到问题的存在，即使认识到了也很难找到解决问题的方法。

二、养生的两大功夫：慎独、知几

对养生知识层面的内容而言，大多数人都有所了解，甚至对各种各样的养生技术也不陌生，但是自己执行起来总会遭遇各种阻碍。如何解决这一问题？阳明之学或许提供了一个很好的思路，这一思路里我们发现解决问题的两大功夫：一是慎独，一是知几。

王阳明为明朝心学宗师，其学说的根基点是"良知"。我们且不论王阳明所说的良知究竟是什么内涵，先看看他描述的特点。王阳明认为良知本质上是一种独知，他作诗说："无声无臭独知时，此是乾坤万有基。"又说："良知即是独知时，此知之外更无知。"养生的知识、技术，也只有在成为"独知"时才能成为本体性质的根基，不会被任何"借口"所阻碍。要达到这种独知，功夫就在慎独。而王阳明的重要学术继承人——陈明水，更是对慎独提出新的见解，陈明水说："无善无恶，与物无对，故谓之独。"并强调："一念之萌，即万目所视不能见，万手所指不能即，而吾独知之。"也就是要在内心里、骨子里体悟，以敬畏、戒惧的态度小心谨慎地达到潜藏于心底的良知本体，而这一本体在阳明学而言就是良知、独知，那么对于养生而言，那些知识、技术只有在慎独功夫中具有了良知、独知的本体性，才可能让养生成为自由自在的行动。

而知几与慎独，在阳明弟子陈明水那里被看作一回事，陈明水认为："知几即是研几，研几亦即是慎独，圣学元无二功。"圣人的学问其实都是一种功夫，慎独就是知几，知几也就是慎独。《周易》中说："夫《易》，圣人之所以极深而研几也。""几者，动之微。""几"是一种先见之明，比如一个人想趋吉避凶，就必须要知几，这是一种很高明的智慧。在陈明水看来，知几有三个本质特点：第一是本体性，"几"跟至善的良知本体是一体的，所以它就像最根本的那个种子，虽然很细微很神秘，但是具有本体性；第二是带有最开始的意味，"几"是意念将起时，是一个刚刚起来的念头，在这层意思里把慎初的意味也包含了进来，如果是恶念，在念头刚起时就意识到，并且遏止、掐断它的源头，不让最初的恶源发生；第三是动静合一，陈明水认为"几"是"亦静亦动，动静合一"。推广到养生，也时时刻刻需要知几，比如，一种知识、技术究竟是不是正道，是不是所谓的"良知"、正知识。洞悟判断就是知几；一个念头、一个行为刚刚萌发，它是不是正确的，是不是有利于养生，反躬自省就是知几；或出或处，或语或默，动静之间，是不是有利于健康，这种"君子无终食之间违仁"也是知几。

《大学》中提到慎独的观点时说："所谓诚其意者，毋自欺也。如恶恶臭，如好好色，此之谓自谦。故君子必慎其独也。"为人要诚实，并且对人对己都要诚实。就好像闻到恶臭就会皱眉掩鼻，看到美丽的事物就会欣赏爱慕一样，这些情感反应都是自然而然的，并不会先在心里想好再实行，而是自然就会产生。同样，我们做事时也不应该是专门设计好要给谁看的，人前人后一个样，使好的德行固化成必然。

朱熹曰："隐，暗处也。微，细事也。独者，人所不知而己独知之地也。言幽暗之中，细微之事，迹虽未形而几则已动，人虽不知而己独知之，则天下之事无有著见明显而过于此者。是以君子既常戒惧，而于此尤加谨焉。所以遏人欲于将萌，而不使潜滋暗长于隐微之中，以至离道之远也。"慎独与知几都要我们体察到事物的本质，也就是道，是本来就存在的自然规律，观察到这个规律，顺着这个规律去做，把不符合这个道的想法、行为剔除。无论在什么情况下，有人监督也好，无人监督也罢，都诚实地对待自己，顺应天意。对于普通人来讲，也就可以说做到了慎独与知几。做到了这些，人也就不会被错误的想法和做法危害，也就能长寿了。

把这些观点运用到现实中，慎独给我们修习提供了一个很好的方法。人前我们严于律己是比较容易做到的，而当没有利害关系的人看着我们时，甚至在自己一个人的时候，我们就更要约束自己的行为。最简单的例子就是闯红灯。如果是因为会被罚款而不闯红灯的话，那是对道德最低一级的遵守；如果是因为有人看着而不闯红灯的话，是有羞恶之心；如果自己一个人的时候也不闯红灯，那就是身心一体的道德境界了。

《元史·许衡传》中记载了这样一个故事，许衡有一次在盛夏的时候去河阳，走得非常渴，道路旁边的梨树上结了很多梨子，同行的人看了一阵兴奋，都争相去摘梨吃，只有许衡坐在树下什么都不做。有人就问许衡说："你怎么不吃梨啊？"许衡回答道："这梨又不是我的，我哪能随便摘来吃啊。"那人说："现在世道这么乱，这一定是无主的梨，吃些又有什么关系。"许衡回答了一句非常有名的话："梨无主，吾心独无主乎？"梨没有主人，我的心也没有主人吗？意思就是梨虽然没人看管，但我却可以约束自己的行为。

要想达到儒家的德寿的高度，在一个人的时候也要时时约束自己。开始可能是刻意为之，久而久之，德行就会生出根蒂来，像长在心里，意到行到，自然而然了。

慎独其实是一种修炼，是不断地提醒自己，不给不道德的意识以喘息的机会，时刻不放松对自己的要求。人无完人，因为觉得只有孔孟才是有德行的人，修德完备是不可能的事，所以就放弃对高尚道德的追求是求全责备的想法。勇敢的人不是什么都不畏惧，而是即便畏惧也能挺身而出；同样，道德高尚的人也不是毫无杂念，而是能够时时规诫自己，让自己所行近乎道。

三、半日静坐，半日读书

一个人若要慎独，其前提是要有这份心境，如果心绪繁杂、欲火炽然、暴戾狂躁，则慎独不过是一句空话而已。所以对于慎独，我们又要找出一个更为具体的方法来，给自己创造慎独的条件。

《大学》开篇即说："大学之道，在明明德，在亲民，在止于至善。知止而后有定，定而后能静，静而后能安，安而后能虑，虑而后能得。"又说："古之欲明明德于天下者，先治其国；欲治其国者，先齐其家；欲齐其家者，先修其身；欲修其身者，先正其心；欲正其心者，先诚其意；欲诚其意者，先致其知。致知在格物。"孟子也说："学问之道无他，求其放心而已矣。""仁义内在，性由心显。"

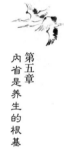

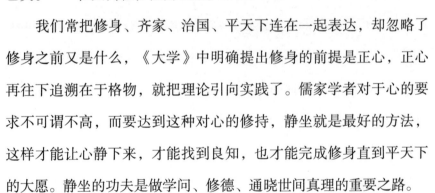

我们常把修身、齐家、治国、平天下连在一起表达，却忽略了修身之前又是什么，《大学》中明确提出修身的前提是正心，正心再往下追溯在于格物，就把理论引向实践了。儒家学者对于心的要求不可谓不高，而要达到这种对心的修持，静坐就是最好的方法，这样才能让心静下来，才能找到良知，也才能完成修身直到平天下的大愿。静坐的功夫是做学问、修德、通晓世间真理的重要之路。

朱熹曾说人每天要是能少说几句闲话，少见几个闲客，也是好的。如果每天都像在闹市一般，没有半刻安静的时候，那怎么读书呢？如果一个人不用每天忙这忙那，有现成的饭吃，半天用来静坐，半天用来读书，那学问没有不长进的。关于朱熹"半日静坐，半日读书"的观点，明清以后，有人质疑朱熹到底说没说过这句话，有人质疑这句话的实际操作性。由于我们不是在作论文，也不是在"掉书袋"，所以这些质疑还是留给做学问的人去核实，我们单单来看这种生活方式就好。这是教给读书人怎么学习的方法，也真就有人身体力行，并且从中受益了。

明代大儒王阳明在贵州龙场养成静坐习惯。初学时心猿意马、拴缚不定，且教之静坐，平息思虑，闭目养神，澄心静虑。一天夜里，他忽然顿悟，认为心是感应万事万物的根本，"心即理"，"心外无物，心外无理"，由此建立阳明心学。这就是著名的龙场悟道。

明代万历年间著名的文学家、政治家高攀龙在赴广东揭阳贬所时，途经武林，跟友人陆古樵、吴子往畅谈数日。其间，陆古樵忽然问高攀龙："本体何如？"高攀龙一时语塞，答不上来，只能随便说"无声无臭"四字。然而，高攀龙知道此答"实出口耳，非由真见"，自己的学问还是不扎实，不够通透。于是矢志发愤，并告诫自己："此行不彻此事，此生真负此身矣！"于是他以朱熹"半日静坐，半日读书"作为日常实践方法，开始了他的再学习。后来高攀龙回到无锡，不再出仕，他在湖畔建造了一处用来读书静坐的处所。他常常在那里读书静坐，也正是用了这种方法，他的学术日臻完善，最后成为中国历史上著名的大儒。

静坐不只是做学问的方法，也是提高道德修养内省、慎独的方法，同样是儒家用来养生的方法。静坐能让心情平静，注意力集中。有人向程颢、程颐问做学问的方法，二程就直言："且静坐。"受到这些大儒的影响，后世很多人也都重视静坐的修养功夫。这种静坐的方法在今天尤其适用。现代人心理方面的问题增多，人心的浮躁与外界的压力都更甚以往，所以能够修身养性的静坐功夫可以给我们带来的好处也就更多。此外静坐还可以调节人的呼吸，让神志进入澄明虚静的状态，让欲望得以沉静，这样不但物质的身体能有休息的机会，而且内在的精神也能有舒缓的余地，可以帮助我们达到双重的养生目的。

曾国藩有每天必做的四件事——慎独、主敬、求仁、习劳。四条之中，慎独是基础，有了慎独也就有了修养的功夫。曾国藩说自己平时脾气不太好，人也偏于强硬，这是自己的缺点，既不利于做学问，也不利于养生，归结到底就是只好动不好静，所以要想改掉这些缺点就要从静上下功夫。知道了这个法门，去做就是，如果知道了能够纠偏的方法却还不去做，那就是自暴自弃了，这样的人等于给他一个金饭碗，他却偏要守穷，没得救的。

而要想慎独，那就要静坐。曾国藩的静坐之路跟绝大多数人一样，也不是一蹴而就的。他的静坐不拘时，有时是在饭后，可吃完饭血液都跑到胃里去了，人就觉得昏沉，坐着坐着他就睡着了，本来想让神志清明，结果更加混沌；有时一大早就开始静坐，本来想清除杂念，但越是这样，各种念头越是纷至沓来，想把念想驱除出去何其困难啊，只能一再诫勉自己；还有的时候竟然"如此大风，不能安坐"，一点点外界的干扰，就让自己心绪不宁了，他也在烦恼为什么竟然这么浮躁，连点风声都抵抗不了。所以曾国藩也发出感慨："能静坐而天下之能事毕矣。"看来天下事难不过静坐，要是能把静坐练好，天下事也就没什么做不好的了。

从别人的实际操练中可以看出，静坐虽看似极容易，坐着就是，什么都不用做，可实际却极难，难就难在要心静。心静既是静坐的目的之一，也是静坐的前提。这看似矛盾，实则在不断的静坐试练中，渐渐地达到静坐与静心的统一，这时的静坐才是真的静坐。

而且静坐也不是一时一地的事，如果这一天都很躁动，处在兴奋中，与人争论不休，那这日的静坐就很难实现了。正像朱熹说的，少说几句话，少见些不相干的人，这样既能够养气，不让气机流失过多，造成身体虚弱、营卫不固，又能让心神不致浮于外，充满躁动之气。静是难中磨，开始的时候可能会频频失败，但是不要放弃，每有时间就试上一试，慢慢就可达成。

四、儒家静坐的方法

说到"坐功"，最具代表性的不是儒家。佛家和道家都有很成熟的、程式化的一套静坐修炼的方法，相对于这两家而言，儒家的静坐更随意，在形式上也更简单。

佛家的禅定是其重要的修习方式，要通过静虑达到入定的状态，坐禅对于大德高僧来说不一定非要坐在那里一动不动，但止观法门也有其习见的方法套路。首先是坐姿，最常用的是跏趺坐或半跏趺坐，释迦牟尼在菩提树下证道时就是用的跏趺坐。然后要视而不见，听而不闻，慢慢进入禅定的状态。禅定的状态也并不是都一样的，有深浅真假之分。一般分成四层：初禅、二禅、三禅、四禅，只有到了四禅才被认为是真实之禅，到了四禅就感受不到苦乐，整个人摆脱了身心的束缚，不会再有妄想了。

道家的坐忘之法要添加诸多服气、行气等辅助之术，既要精神的出世，又注重身体的调养。《庄子》中说："无视无听，抱神以静，形将自正。必静必清，无劳汝形。无摇汝静，乃可长生。目无所视，耳无所闻，心无所知，汝神将守形，形乃长生。"道家的静坐功夫与养气不能相离，养静为养气，养气为养生。

儒家的静坐若单从"静"字来看，与前两家颇有相通之处，都是要静下心来，但最终的追求却是截然不同。儒家的情怀是"为天地立心，为生民立命，为往圣继绝学，为万世开太平"，不像佛家放下尘世烦恼，只为找寻到达彼岸的大智慧，也不像道家为了得道成仙。正是目的的不同决定了儒家的静坐不会像佛道那样复杂和艰深。

朱熹认为"静坐之法，不用一毫安排，只平平常常，默然静去。""非如坐禅入定，断绝思虑，只收敛此心，使毋走于烦思虑而已。此心湛然无事，自然专心。""胎息之说，谓之愈疾，则可谓之道，则与圣人之学不干事。圣人未尝说着'若言神住，则气住'，则是浮屠入定之法。虽谓养气，犹是第二节事。亦须以心为主。其心欲慈惠安静，故于道为有助，亦不然。孟子说浩然之气，又不如此。今若言存心养气，只是专为此气。又所为者小，舍大务小，舍本趋末，又济甚事。今言有助于道者，只为奈何？心不下，故要得寂湛而已，又不似释氏摄心之术。论学若如是，则大段杂也，亦不须得道。只闭目静坐，为可以养心。坐如尸，立如齐

（斋），只是要养其志，岂只待为养这些气来，又不如是也。"

从朱熹的言论中可以看出，儒家的静坐只是为了摈除多余的思虑，收敛心神，这样做学问能更专一，能够让意志更坚定，当然也能间接地达到养生的目的。

为了能够达到这个目的，儒家的静坐也可以采取一些辅助的方法。佛家在坐禅前要调饮食、调睡眠、调身、调息、调心。这些方法是可以参照的。

静坐并不容易，对于浮躁烦乱的人来说，最好找一处僻静的地方，光线不要太足，没有过多的打扰，如果能在户外找到一处空气清新的自然之境来静坐的话就更好了。等心思沉静下来，对静坐熟悉了，就算闹市中亦可取静。静坐前最好不要吃得太饱，从曾国藩的静坐实践中我们也看到了，吃了就坐容易犯困，坐着坐着就睡着了，同样，太饿也不利于静坐，这样也不容易集中注意力。儒家的静坐虽然讲究不多，但为了让静坐更顺利，我们还是可以找一些窍门，让身体处于相对舒适的环境下。

坐的时候姿势相对可以随意一些，但要舒适、能保持久一点，当然也可以用佛道的坐姿，双腿交盘，双手放于两膝之上。坐好之后就可以调节呼吸，让呼吸变得平稳规律，缓慢深长，这样既有利于静心，又对身体健康有好处。《黄帝内经》中对呼吸的频率和状态有很细致的描写："一万三千五百息，气行五十营于身，水下百刻，日行二十八宿，漏水皆尽脉终矣。所谓交通者，并行一数也。"所谓五十营，是指经脉之气在人体内按一定规律运行，一昼一夜间循行全身50周，而要运行50周需要呼吸13500次。这样算来每循行一周需要呼吸270次，每天有86400秒，每周用时就是1728秒，每次呼吸的时间就是6.4秒。这是古人认为最健康的呼吸频率。大家试着做一下可以发现，我们平时呼吸一次绝达不到这么长的时间，也就是说我们日常的呼吸都太短促，不够深长，如果是要静坐的话，大家可以试着拉长呼吸的时间，当然也并不需要完全按照这个时间要求自己。开始呼吸的时候要有意识地加以练习，久而久之就会变得自然，这样可以加强呼吸功能，促进肺循环。此外，静坐时最好采取腹式呼吸。婴儿多采取腹式呼吸，所以婴儿的睡眠质量很高，这跟呼吸的方式不无关系。呼气时小腹内收，把气逼出体外，吸气时小腹外挺，尽量吸进空气。腹式呼吸可改善腹腔血液循环，增强胃肠蠕动，还可使气息通畅，绵密细微，帮助消除身心疲劳，增强免疫力。但要注意用鼻呼吸，不要用嘴呼吸。

呼吸平稳后就要调节心神了，剔除散乱的思绪，注意力专一，不作他想。为了帮助完成静坐，古人们也想了很多方法。比如静坐时可以焚香，或者想象一种状态，一些香味可以让人心气平和下来，而想象一种状态则可以把注意力集中到一件事上，这样就不容易有诸多杂念形成。比如把注意力集中在眉间，或者某一点，也可像佛家念南无阿弥陀佛一样，念诵一个口号，借以把思想收束在一起。

等心彻底静下来后，就可以开始省察自身了。静坐中如果能参透儒家的中和、诚意、良知等念想，那心胸自然开阔，也就没有了烦恼与恐惧，孟子的浩然之气也就成形于胸中，无论自身境遇如何也都能淡然处之，不为外物所累了。

五、寻找自己的良知

内省、慎独、静坐的过程其实也就是寻找良知的过程。就如同佛家参禅为了开悟，道家坐忘为了与大道相容一样，儒家的这些方法虽都有自己显而易见的目的，比如反省自身、提高道德修养、培养学习和思考的方法等，而归结在一起的时候，也有一个统一的目的，那就是寻找良知。孟子说："人皆可为尧舜。"这是因为人性本善，每个人的心里都有一颗善的种子，只要找到了这个在我们成长过程中蒙尘的种子，就找到了成为尧舜的方法，也就是说每个人都能成为道德高尚的人，每个人都能走上仁寿之路。

儒家的静坐，与佛家的修禅、道家的坐忘在方法上很相似，古代文人也多是儒、释、道皆通，三家哲学、宗教思想互相影响，可以说自有佛道以来，中国历史上就没有不受佛道影响的大儒。

王阳明就是这样一位集多重色彩于一身的大儒。他提出的心学就是以"致良知"为主旨的。《孟子·尽心上》说："人之所不学而能者，其良能也；所不虑而知者，其良知也。"人本来就具有的不用学就会的本事是"良能"，不用考虑就知道的是"良知"，这都是与生俱来的。王阳明更是发展了良知的概念，把"致良知"当成儒家修身修德的关键。"致良知"就是在实际行动中实现良知，也就是知行合一。从而实现心学本体论与修养论的统一。对于我们来说，能找到自己的良知也就找到了善，找到了天赋的道德，也就更容易致仁德，那么心灵与身体的健康也就不期而至了。

王阳明找良知的过程可谓艰辛，而我们却可以坐享其成，省去很多功夫。王阳明最开始追寻事物本源真理是从格竹子开始的。因认为万事万物都通往大道真理，所以只要把任何一物参透，就能参透大道。所以他开始使劲参详竹子，可参来参去也没从竹子上得到什么了不起的道理。若干年后他被贬到贵州的龙场，龙场是一个多民族杂居之地，生活条件也很差，但在这里王阳明却最终开悟，对儒家思想有了深刻的认识。

王阳明的悟道过程虽然艰辛，但悟出来的东西却可以简单地总

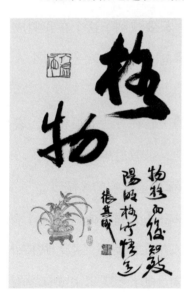

结为心学四诀：无善无恶心之体，有善有恶意之动，知善知恶是良知，为善去恶是格物。

儒、释、道都想方设法要体悟要找到的是万物与生俱来的、无善无恶的心的本体，只有回归到这个本体，人才能脱离痛苦，找到最初的平静，社会也才能安定和谐。而这个本体不单单是人的本体，万事万物都是这一个本体，所以天下事物也都是相通的，它们的根都是一个，这也就有了所谓"天人合一"的理论基础，既然大家的本体都是一样的，那也就有可能合而为一了。也正是因为这个本体不因外物而改变，也就不能通过外物去体察，只能通过内心去发现和体会。佛家说："不生不灭，不垢不净，不增不减。"这也是对心之体很好的注释。

正因为心之体的这个特性，王阳明的学问又被叫作心学。乍一听似乎是"唯心主义"。其实这是误解，阳明的心学强调的是知行合一，是"致良知"，知道了就去做，这才是知的目的。

本体是无善无恶的，本体不会自己生出什么事来，之所以人人不同、有善有恶，是因为每个人的思想不同，意念一动，一有自己的想法，那么便分出善恶了，也就是所说的"有善有恶意之动"。而人的判断不是时时准确的，比如美丽的事物总让人赏心悦目，看见了就会生出喜爱之心，但越是有毒的蘑菇越漂亮，这个意动与善恶就会产生

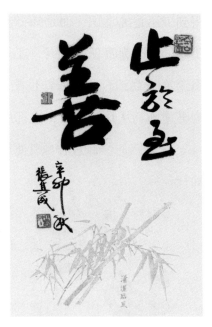

错位，也就引起了后续的寻找良知的格物之举。

人的心念被外物左右了，生出些善恶混淆的念头，怎么正本清源呢？那就是辨别善恶，找到良知。人从生而有心之本，到被外物影响，生出自己的念头，再到找到良知、明辨善恶，知善知恶是良知。这是王阳明对人类道德乃至本质的一个轨迹分析。但并不是能够辨别善恶就到头了，就万事大吉了。有些人明明知道什么事情是对的，什么事情是错的，但依旧择恶而不从善，可见知道了并不一定有用，更大的困难在于怎么去践行正确的。这就说到了"为善去恶是格物"。众善奉行，诸恶莫做，才是《大学》所说的"格物"，这才是修行的出发点与归宿点。

王阳明不仅讲心之本体的理论，也讲要有实际的行动去践行这个本体，去主动地发现错误、纠正错误，这就是他富于行动力的一面。王阳明对心之本体的追认要求说到做到、知道做到、理解到做得到。不是纯意识，而是知行合一。不像我们有的时候，本来心里厌恶的，因为责任等原因，还得赔着笑脸；本来非常喜欢的，因为舆论等压力，不能不假装不屑一顾；本来知道那样做不合规范，因为潜规则、从众等理由，也都那样去做等，"知道"和"做到"相差十万八千里。而王阳明则把意识和行为看作是一回事，真正做到知行合一。

《周易》说："昔者圣人之作《易》也，将以顺性命之理，是以立天之道曰阴与阳，立地之道曰柔与刚，立人之道曰仁与义。"王阳明贯彻这一思路，他说："经，常道也。其在于天谓之命，其赋于人谓之性，其主于身谓之心。心也，性也，命也，一也。"说白了，就是天道、地理、人事、人心、人性都只是一个东西在不同方面的落实、体现，本来就是一个本源，自然就应该是一致的。

那这个同一的、根本性的东西是什么？用王阳明的话来说，就是"良知良能"。"良知良能"又是什么东西呢？王阳明这么解释的："良知即是易，其为道也屡迁，变动不居，周流六虚，上下无常，刚柔相济，不可为典要，唯变所适。此知如何捉摸得？见得适时，便是圣人。"良知就是易道啊，它的本质就是善于变化。那这个变动不居的易道（良知），总得有点规律吧，所以接着王阳明说"见得适时，便是圣人"。变的那个关键点就是要"适时"，适时了你就也能成为圣人。

怎么算是"适时"？这就要说到王阳明的《周易》养生了。王阳明有一首《修身歌》："饥来吃饭倦来眠，只此修元元更元。说与世人浑不解，却于身外觅神仙。"饿了就吃饭，疲倦了就睡觉，这就叫"适时"，"适时"了就算良知，就算通了易道，自然也就是养生了。这还不简单吗？多幸福啊，想睡了就睡，想吃了就吃。

可是，别忘了，"适时"也有不舒服的时候。比如说王阳明在龙场悟道时说："自计得失荣辱皆能超脱，唯生死一念尚觉未化，乃为石墩自誓曰：吾唯俟命而已。日夜端居澄默……"他觉得自己得失荣辱都看开了，唯一还对生死没有看明白，于是把自己关禁闭，日日夜夜地端坐在石头小黑屋里，沉默不语，反复探求最根本的道（良知良能），发誓不弄清楚就去死！

后人以为王阳明静坐格物是养生法门，这没有错，王阳明也承认"静坐是长生久视之道"。但关禁闭不一定舒服，"适时"是道，也可以不舒服。

王阳明的学问最终是要有作为的，也就是《周易》的"立人之道曰仁与义"，"饥来吃饭倦来眠"说的是心态，之后还要成德为行。即内求本性里的良知之后，还要落实到行动，进德修业、振民育德。

到此我们可以看到，内省、慎独、静坐也都可以看作"致良知"的具体方法，是行的一部分。层层剥茧下来，要达到致良知，就是知道善恶，并且能持善去恶才是儒家的真功夫，这也是非常难的，要时时提醒自己什么是对什么是错，并且把错误的念想及早剔除，而且要剔除干净，这样才能做到知行合一。我们学习儒家的智慧并不是为了知道了解而已，归根结底是为了服务于我们的生活，服务于我们的社会，能够给我们提供具体的帮助。如果单单是知道了，却不去践行它，那又有什么意义呢？就像知道运动可以维护健康，可是运动的时候身体并不一定舒服，可能让人浑身酸痛，气喘吁吁，于是便开始贪图安逸，这就失掉了良知，没有知行合一了。

第五章
内省是养生的根基

第六章

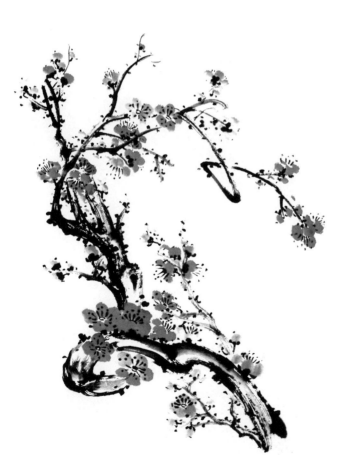

快乐让长寿更有质量

一、快乐的人更长寿，有德之人更快乐

英国的一项研究表明，每天感到快乐的人相比不快乐的人死亡率下降35%。这项研究的调查对象是中老年人，年龄为52~79岁。综合各种条件对比后调查人员发现，最快乐的一组人群他们的死亡风险能降低35%，而中等快乐组能降低20%。

还有一个很富戏剧性的故事，也很直观地体现了快乐与长寿的关系。法国有一位长寿老人，已经90岁了，在一般人眼里可能觉得她寿数将近，不会再活很久了。于是一位看上她房子的律师就想到了一个点子，老人在世的时候律师每个月给她一定数额的生活费，老人去世后房子就归律师所有。这好像是一个稳赚不赔的买卖，律师觉得不用多久他就能如愿以偿了。老人的身体很好，而且生性乐观，生活依旧如前，这件事对她的生活没有任何改变。日复一日，律师的心情越来越糟，每月付生活费的时候都好像在提醒他这笔生意做得多不值得。终于有一天，律师再也撑不住了，他终其一生都没有得到老人的房子，当他饮恨而去的时候老人正在庆祝自己的120岁生日。

快乐与长寿和健康有很直接的关系，而儒家也很重视快乐的体验。

子曰："学而时习之，不亦说乎？有朋自远方来，不亦乐乎？人不知而不愠，不亦君子乎？"（《论语》）

子曰："知之者不如好之者，好之者不如乐之者。"（《论语》）

子曰："发愤忘食，乐以忘忧，不知老之将至云尔。"（《论语》）

子路问于孔子曰："君子亦有忧乎？"子曰："无也。君子之修行也，其未得之，则乐其意；既得之，又乐其治。是以有终身之乐，无一日之忧。小人则不然，其未得也，患弗得之；既得之，又恐失之，是以有终身之忧，无一日之乐也。"（《论语》）

孟子曰："君子有三乐，而王天下不与存焉。父母俱存，兄弟无故，一乐也；仰不愧于天，俯不怍于人，二乐也；得天下英才而教育之，三乐也。君子有三乐，而王天下者不与存焉。"（《孟子》）

孟子曰："乐民之乐者，民亦乐其乐；忧民之忧者，民亦忧其忧。"（《孟子》）

从以上摘录的几则儒家名言典故中可以看到，儒家重视快乐，但这种快乐应该是君子之乐，不能是声色犬马之乐。儒家的乐是建立在道德的基础上的，从高尚的道德修养中获得快乐，也把建立高尚的情操视为快乐。所以说学习、与高尚的人相交、后他人之乐而乐等都是儒者们的快乐。

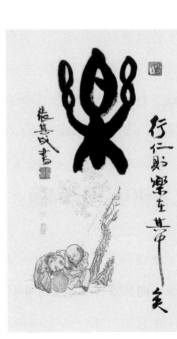

这些快乐有自己的特征。它们不是一时之乐。比如我们吃了一餐可口的饭菜，看了一篇笑话，收

到了一件小礼物，都可以让我们感到快乐，但这种快乐是一时之乐，是暂时性的、一过性的。儒家之乐则不然，它可以作为一生的快乐追求。比如做学问，有很多大师级的人物，在自己的领域中一钻研就是一生，八九十岁还沉浸在研究中，住得不华美，吃得也不甚讲究，但是他们很快乐、很充实，甚至都没有时间想不快乐的事。

此外，儒家之乐还有一个坚实的基础就是德行。一个正直诚实的人，没有什么可隐瞒可惧怕的，不用劳心劳力地对人巴结逢迎，也不用挖空心思想些阴谋手段，生活就像一湖清水，省心澄净，这样自然有更多的快乐机会。而且有德行的人也不会把权势、金钱、美色作为追求的目标，这样一来他们的快乐阈值就比较低，没有奢求也就没有烦恼。

从儒家关于快乐的言论来看，快乐与道德有着必然的联系，修德的过程也就是寻求快乐的过程。有德之人的快乐才会长久，也由于道德会简化人的欲望、端正人的思想，所以有德行的人要求的也更简单，得到快乐也更容易。

二、快乐不是问题，问题是怎么快乐

通过对孔孟快乐观的分析，我们能体会到仁德是儒家的快乐之源。而在现实生活中，细微的快乐又是怎么产生的呢？如果我们能体察它的出处，就可以不断地复制快乐，让我们总是生活得有声有色。

儒家推崇的乐固然重要，但对于大众来说，生活中的小快乐也是不容错过的精彩篇章，我们在追求高尚之乐的同时也不排斥多样的快乐形式。比如有趣事物带来的快乐、来自美好事物的快乐、得到的快乐、快乐着别人的快乐……

最直接的是有趣的事物带来的快乐。比如听了一个笑话、看了一出喜剧、遇到了搞笑的情景，这些会让人马上就笑出来。这种快乐如此简单，也最容易获得，那就要善加利用。比如工作了一天，觉得又累又压抑，睡觉前看一则笑话、一段搞笑视频，或者看看电视上的脱口秀等娱乐节目，这都是不错的选择，它们能让人马上放松下来，进入快乐的状态，何乐而不为？我听到过这样一些说法，认为这样得来的快乐是低级的快乐，无非哈哈一笑而已，过后又能得到什么呢？但是，我也想问，还指望得到什么呢，得到快乐了还不够吗？哪怕这种快乐可能解决不了让你忧愁的问题，哪怕它只是短短的几小时或者几分钟。

有趣事物的快乐当然比不了治国安邦后的快乐来得大，但对于普通人来讲，应该有种不以小乐而不为的精神。时不时为自己找点乐子，点滴的快乐也可以累积成幸福的海洋。

孔子说"智者乐水，仁者乐山"。这里有动静的关系，仁者如山一般静止，所以长寿；智者如水一般流动，所以智慧。这里且不做深究，单看表面意思，就是说有的人喜欢山，有的人喜欢水，像山山水水一样的美好事物是会让人快乐的。一个人忧愁的时候问我怎么办，我告诉他去看大海、大山、大沙漠、大草原，就知道自己的那一点点忧愁是多么的微不足道，于是心胸就开阔了，人就高兴起来了。

　　快乐包含的内容很广，总的来看，一切快乐的来源都是愿望的实现与满足，也就都可以归结为得到。这里所说的得到则比较窄一点，比如得到了金钱与权力、得到了别人的认可、得到了一件礼物、得到了一个答案、得到了知识与道德的提升等。得到的东西有可能是期许已久的，早就想要这个，最终变成现实，这会让人心情大好，喜不自胜。还有是惊喜，从没奢想过，但一旦得到也会满心喜悦。无论哪种，都跟我们的预期有关。如果念念不忘的是至高的权力，那么得到就会相对困难，而且有可能穷其一生都无法实现，或者为了达到目的不择手段、取之非道，这样，愿望能带来快乐的可能性就很小。对于小孩子来说，可能他想要的就是一块糖，那他能够实现这种愿望的可能性就很大，他的快乐就很容易实现。而且实现一个愿望的条件越多、关系越复杂，那做起来的难度也就越大，成功的可能性就越小，因为环节越多出错的机会就越多，如果只是靠自己就可以实现的话，那操控权就完全在自己手中，快乐与否也就完全由自己说了算。就比如儒家推崇的学习之乐，对知识和技艺等的学习基本都是靠自己的努力就可以完成，所以很多知识分子即使没有优越的物质生活条件，却一样感到精神上的富足与快乐。

　　快乐除了来自自身，还可以来自别人。快乐着别人的快乐最典型的莫过于杜甫。他在《茅屋为秋风所破歌》中说："安得广厦千万间，大庇天下寒士俱欢颜，风雨不动安如山。呜呼！何时眼前突兀见此屋，吾庐独破受冻死亦足！"如果天下没有贫苦人，大家都欢乐，那么我哪怕被冻死也知足，也快乐！这是来自高尚道德情操的快乐，也是儒家极致的大爱的体现。

无论由哪种原因引起的快乐，其实归根结底都来自我们的预期。期望太高、愿望太多，需要的时间就越长，难度就越大，人也就越不容易快乐，"知足常乐"说出了获得快乐的最简单的方法。

三、安贫乐道，快乐无限

人获得快乐的体验主要是因为愿望的实现。快乐并不难获得，孔子说："发愤忘食，乐以忘忧，不知老之将至云尔。""饭疏食饮水，曲肱而枕之，乐在其中矣。""学而时习之，不亦说乎？有朋自远方来，不亦乐乎？""一箪食，一瓢饮，在陋巷，人不堪其忧，回也不改其乐。"沉浸在学习中感到很快乐，都感觉不到时间的流逝；粗茶淡饭，枕肱而眠很快乐；有朋友来也是大乐；物质条件差，颜回也可以自得其乐……对于孔子、颜回这样的儒家圣贤来说，快乐是那么容易，而且无处不在。程颢有首诗写得既轻松又豪气："闲来无事不从容，睡觉东窗日已红。万物静观皆自得，四时佳兴与人同。道通天地有形外，思入风云变幻中。富贵不淫贫贱乐，男儿到此自豪雄。"这样闲适从容，顺应自然规律，也就与儒家之道切合了，而且能保持自己的本心，不为荣辱所驱使，做人做到这份上，就真像孔子一样，凡事皆可得乐。

孟子有很多关于快乐的论述。

孟子谓宋勾践曰："子好游乎？吾语子游：人知之，亦嚣嚣；

人不知，亦嚣嚣。"

曰："何如斯可以嚣嚣矣？"

曰："尊德乐义，则可以嚣嚣矣。故士穷不失义，达不离道。穷不失义，故士得己焉；达不离道，故民不失望焉。古之人，得志，泽加于民；不得志，修身见于世。穷则独善其身，达则兼济天下。"

孟子还告诉齐宣王快乐是与人同乐、是给予，而把自己的快乐凌驾于他人的快乐之上，只会得到仇恨。当别人仇恨你的时候，你还会快乐吗？人是群体动物，得不到别人的认同，是没办法求得良心的安稳的。而良心不安的时候，快乐也将随其远去。

孟子说："君子有三乐，而王天下者不与存焉。父母俱在，兄弟无故，一乐也；仰不愧于天，俯不怍于人，二乐也；得天下英才而教育之，三乐也。君子有三乐，而王天下者不与存焉。"

君子有三种快乐，这三乐并不包括征服天下，建立什么丰功伟业。这三乐都是平平常常、真真切切的。乐在日常生活中，而不是非得去追求什么功名利禄。春节的时候，我回到徽州故里的时候也颇有这样的感慨，看到父母身体健康，兄弟姐妹和乐地团聚，想到自己力争做到问心无愧，又在从事教书育人的工作，觉得人生何其圆满，生活多么幸福，为人得此足矣，不复他求。可见孟子所言不虚。

从孟子的言论中可以看出，快乐首先跟德行有关，有德者可以自得其乐，不做亏心事，也就没有忧惧、没有得失心，也就不会为权势所累，这样的人当然容易快乐。在孟子的眼中，权势和财富跟快乐是没什么关系的。细数古今中外的帝王，好声色犬马的，或许可以获得浅薄的感官享受，但往往不能善终；而重权力的也没有几个能够快乐的。

拿破仑素有"战神"之称。从15岁入军校到30岁发动政变，建立法兰西第一帝国，再到46岁退位，被放逐到圣赫勒拿岛，一生几乎都是在战争中度过的。拿破仑似乎命里注定要一生与打仗为伍，他曾先后 7 次率法军反击英国、奥地利、普鲁士等国组成的反法联盟，组织指挥过一系列战斗，仅大的战役就达60次左右，比历史上著名的军事统帅亚历山大、汉尼拔和恺撒指挥的战役总和还要多。因此，他被人们称为一代"军事巨人"。一个人凭借自信和勇气，凭借激情与幻想，凭借勤奋与意志所能得到的，拿破仑全得到了。

恩格斯曾经指出："拿破仑的不朽功绩就在于，他发现了在战争和战略上唯一正确使用广大的武装群众的方法，而这样广大的武装群众之所以出现只是由于革命才成为可能。"拿破仑可以说是军事奇才，他从理论到实践都是极为出色的，并对后世产生了深远影响。

而有讽刺意味的是，曾经征服了几乎整个欧洲的不可一世的枭雄，统率军队回归法国途中，在滑铁卢与英国、荷兰、比利时联军遭遇，激战24小时，眼看胜券在握，不料晚上被普鲁士军队回击包抄，拿破仑战败被俘，放逐于圣赫勒拿岛——这就是欧洲历史上著名的"滑铁卢战役"。当叱咤风云的战神拿破仑在兵败被囚，并被放逐到圣赫勒拿岛之后，曾对自己做过这么一个总结："我一生中快乐的日子加起来一共超不过6天。"想想有史以来最伟大的人物之一，拥有至高的权力、最尊荣的地位，所有人世间人们所能期望得到的一切，他无不拥有，但却仍不快乐。一个天底下最荣耀、最富有的人，却没有快乐，可见快乐不等于任何物质的东西——哪怕得到的是倾国之权与盖世之名，都不等于得到快乐。

美国一家网站曾做过这样的调查：有钱是否活得更舒心？每天有数以千计的人留言参与讨论，最终，一条留言获得了最高支持率——我50年来从没有发现一个快活的富人和贵族，假如你们发现了一个快乐的富人，那一定是他的钱还不够多，或者是他还不是一个真正的有钱人。

有钱有势不一定不快乐，但是我们要相信，即使我们一无所有，也一样可以享受快乐，因为它跟金钱与权势真的没什么必然关系。

孔孟所谓的最大的快乐就是为仁、求仁。小到个人，能够做到推己及人，"己所不欲，勿施于人"，就会快乐；大到国君，能够施行仁政、与民同乐，就会快乐。所以说："乐民之乐者，民亦乐其乐；忧民之忧者，民亦忧其忧。"

孟子还常说自得其乐。也许条件不好，也许不被理解，但是依然要快乐地生活，就像他跟孔子都很喜欢的颜回一样。一篮饭，一瓢水，住在简陋的居室里，别人都受不了那样的穷苦，颜回却仍旧能快乐地生活。

20世纪最具影响力的英国思想家罗素，在1924年来到中国的四川。那时候的中国，军阀割据、民不聊生。当时正值夏天，天气非常闷热。罗素和陪同他的几个人坐着那种两人抬的竹轿子登峨眉山。山路陡峭险峻，几位轿夫累得大汗淋漓。此情此景，使罗素没有了兴致观景，而是思考起几位轿夫的心情来。

他想，轿夫们一定痛恨他们几位坐轿的人，这么热的天，还要他们抬着上山，甚至他们或许正在思考，为什么自己是抬轿的人而不是坐轿的人。

到了山腰的一个小平台，罗素下了竹轿，认真地观察轿夫的表情。他看到轿夫们坐成行，拿出烟斗，有说有笑，丝毫没有怪怨天气和坐轿人的意思。他们还饶有兴趣地给罗素讲自己家乡的笑话，很好奇地问罗素一些外国的事情，在交谈中不时发出高兴的笑声。

可见，快乐不需要什么苛刻的条件，不需要什么雄厚的资本，只需要一种意识、一种心态！身处黑暗中的海伦·凯勒说："我发现人生是如此美好呀！"每个人都有属于自己的快乐。读书人有向道的快乐，轿夫有质朴的快乐，身处困境的人有向往希望的快乐。心境的不同决定了他们对快乐的不同看法，甚至对生活生命的不同领悟。

儒家的快乐是心灵的快乐，是高尚的快乐，是仁爱的快乐。我们不妨把孟子的快乐观总结一下，从中可见儒家快乐的梗概。

第一，金钱、权势并不能带来快乐。《孟子》中说齐宣王追求美色、金钱和权势，但是他自己也不觉得快乐，反而觉得"有病"。很多现代人也跟齐宣王一样，喜欢这些东西，但心里常常感到空虚。很多东西你需要的时候才会重视它，你说吃饭很重要，那吃饱之后还会吃吗？那会变成痛苦。赚钱很重要，赚钱之后还要赚钱吗？如果赚够了还要赚，那和吃饱了还要吃，最后撑死有什么两样！在没有得到金钱、权势的时候，人们往往拼命追寻，但是得到以后，又想用钱去救赎迷失的灵魂。这里不是说追求物质的满足是不正确的，只是不要认定那必然会给你带来快乐。

第二，只有做到问心无愧才是真正的快乐。孟子认为君子有三乐。第一乐是孝敬父母，家庭和睦，父母兄弟共享天伦之乐；第二乐是良心待人，舍多取少，宽人严己，不做亏心事，对得起天对得起人；第三乐是诲人不倦，循循善诱，桃李天下。

快乐的源泉来自良心。人无良心身不安，身心不安人无乐。有良心的人，凡事求心安，决不做昧良心的事情。心胸宽阔，气量宏博，待人如己，先人后己，是良心之用。以强凌弱，刚愎自用，傲慢自大，自私自利，投机取巧，坑蒙拐骗，取多给少，盘剥克扣，则是良心丧失之祸。人有良心，用在父母兄弟身上，家庭幸福；将自己的良心用在身边之人身上，则身边之人皆快乐。

良心，不是加在人身上的额外之物。良心就是人性，就是人格。良心流失一分，人性就减损一分，人格也就降低一分。良心与快乐成正比，守住良心，能做到问心无愧的话，则快乐源源不断，不求自来。

第三，快乐是要与人分享的。不能把自己的快乐建立在别人的痛苦之上，给予反而会让人更快乐。人，其实是一个很有趣的平衡系统。当你的付出超过你的回报时，你一定取得了某种心理优势；反之，当你的获得超过了你的付出，甚至不劳而获时，便会陷入某种心理劣势。有时你在物质上不合算地换取了精神上的超额快乐；或者，看似占了金钱的便宜，却同时在不知不觉中透支了精神的快乐。所以先哲强调"吃亏是福"。现实生活中，很多人以低调的姿态做着各种各样的好事，在某种程度上，他们就是我们常说的圣人。圣人的境界，有时并不像我们想象的那样高不可攀，只要把握住精神快乐大于物质得失的分寸，你就或多或少拥有了圣人的品质。

第四，学会自得其乐。不论别人了不了解你，崇尚仁义就会快乐。无论成功大小，快乐的人很自然会自我感觉良好，因为他们不依靠别人来博取赞许。内省、反思，就会自得其乐。你可以增强自信心。如果你的父母过分苛刻，不够慈爱甚至从不表扬你，那你就要自己肯定自己，诚实地评估自己的优势和劣势，意识到自己的弱点是作为人所不可避免的，原谅自己的错误，寻求亲密朋友和你所爱的人的支持，制定切实的目标，为每个积极成就喝彩，无论这个成就多么渺小。重要的是获得接受自己的感觉，只要你不看轻自己，就能体验到更多美好的情绪，比如快乐。

四、中庸——中和之乐

"和"是中华文化的核心价值，中华文化三大支柱——儒、释、道的核心价值就是"中和"。儒家倡导为人处世遵循"仁和"；佛家以生死轮回立论，主张消解冲突矛盾，崇尚"圆和"；道家主张"道法自然""利万物而不争"，主张"柔和"。三家都崇尚"中"，儒家讲"中庸"，道家讲"中道"，佛家讲"中观"。

儒家认为"喜、怒、哀、乐之未发，谓之中。发而皆中节，谓之和。中也者，天下之大本也，和也者，天下之达道也。致中和，天地位焉，万物育焉！"儒家的中庸就是不偏不倚，恰到好处。凡事都有个合适的点，无论什么事，都不是到了极致才是最完美的。乐极生悲、物极必反、过犹不及等成语说的也都是这个意思，这也就是儒家所推崇的中庸之道。儒家认为"极高明而道中庸""中庸之为德也，其至矣乎"，中庸不仅是最高的道德准则、自然法则，而且是人生的最高境界，如果能做到中庸，也就没有挥不去的愁苦、想不开的怨怼了。这其中的道理不需要过多解释，基本的意思大家都了解。但是"中和"的快乐却不是每个人都能体验到的。

孔子评价《诗经》中的《关雎》时说"乐而不淫，哀而不伤"，快乐和悲哀都有节制，不会过分，这也就符合儒家的中庸了。快乐、悲伤、愤怒、恐惧等情绪都是生活在社会中的人不能躲避开的，外界的环境会不停刺激我们，让我们产生各种体验。这些情绪波动如果不大，那只会影响我们一时；但如果太强烈，就会对心理和生理都产生强烈刺激。

作为中华优秀文化至今活着的代表，中医学当然崇尚"中和"，所以，中医养生的核心价值同样是"中和"。

首先，中医养生的理论根基是"和"，即"天人合一"的观念。《周易》说："六者，非他也，三才之道也。"意思是说易道概括了天、地、人三才之道，所以"天人合一"的主要意思是天人同道、天人同序、天人同构、天人同理，而不能简单地理解为保护自然环境。

其次，中医养生的生理病理基础是以"和"为参照而确立的。《黄帝内经》采用阴阳概念（中医学整体理论架构的基础就是阴阳，从始至终不离阴阳），中医按照阴阳理论来描述、思考并解决人体生命的所有问题。可以说，只要把阴阳学懂，再学中医就会一通百通。比如，中医讲人体分阴分阳，身体部位上面为阳、下面为阴，腹面是阴、背面是阳；心、肝、脾、肺、肾五脏是阴，胆、胃、大肠、小肠、膀胱三焦六腑为阳；人体气机升为阳，降为阴，出为阳，入为阴……我们看中医时，大夫会说阴虚或者阳虚，阴盛或者阳盛，阴阳再结合五行、五脏就会把病症分得很清楚，比如肾阴虚要吃六味地黄丸，肾阳虚要吃八味地黄丸。所以，阴阳失和，百病由生，阴阳中和，长生久视。意思是说阴阳没能调和，治疗就无效，阴阳调和了，疾病就痊愈。

最后，中医养生的方法体系是以"和"为导向而制定的。比如饮食调养，目标就是阴阳调和。比如，阳虚体质的人可以适当吃龙眼肉、大枣、牛羊肉等偏阳的食物，通过补阳来达到阴阳中和；阴虚体质的人可以适当吃百合、绿豆、黑木耳等偏阴的食物，通过补阴来达到阴阳中和。把阴阳调中和了，就是养生。

身体的中和跟环境的中和是构成人类健康的条件。先说来自身体健康的中和之乐。人到了老年就会发现，最让人忧愁的莫过于不健康，如果身体好，那即便物质条件差些，人也不会如惊弓之鸟，时时忧心。在中医看来，身体的健康归根结底是气血调和、脏腑调和、阴阳调和的结果。人体的一切疾病都是一种属性太突出或者太虚弱的结果。我讲课时常常问北京中医药大学的研究生们，什么叫

"阴平阳秘"（阴平阳秘，人就健康长寿，不生病不死亡），是不是一半阴一半阳就阴平阳秘？其实不是，阴阳平衡不是指数量上一半对一半，更不是指这两半阴阳各据一边。阴阳之间如果没有联系、互动、交流，肯定要出问题。阴阳平衡是指阴阳中和、合适，恰到好处，是动态的平衡，根据不同需要随时调节。家庭生活、社会生活全都是这个道理。那么，怎么做到恒久？就是要阴阳交感，虽然有时候阴多或阳多、有的地方阴多或阳多、有的情况阴多或阳多，而总体的阴阳在交感互动中维持一个合适的度，这就是阴阳平衡。

比如寒和热这两种特性，其实平时两者都同时作用于人体，人体也须臾不能离开这两者，只要一方不太盛也不太弱就好。可一旦不平衡了必然就会生出病来。劳逸也是如此，无论是劳力劳神还是劳房事，都是长期过度地使用身体造成的，这里的"长期"和"过度"是关键，劳是结果而已。走路走得脚上磨出泡来，可能是走路时间长，或者鞋子不合脚的原因，过度、不合适是关键，而这往往被大家忽视了。同样，大家虽然多追求安逸，但体力和脑力的过度的安逸会导致气机不畅、阳气虚弱、精神委顿。

中医研究认为快乐会解除人的紧张感，让人放松，而怒、忧、思、悲、恐、惊等负面的情绪则会让人心情低落、压抑。但无论哪种，过于强烈了都会让身体受伤。我们突然受到惊吓时往往会伤肾，大小便失禁，这就是情绪对身体最直接的影响。此外，中医还说喜乐过度会伤心，怒气大则伤肝，忧思太重就伤害脾，大悲大忧则伤肺。

除了对身体脏器的直接伤害，各种情绪还会让心理和精神产生异常。比如喜乐，如果太过会让人精神涣散，注意力难以集中，严重的还会精神失常，范进中举大喜过望而发疯就是典型例子。所谓精神病症，就是神志方面出了问题，往往是由于各种情志的刺激造成的。其实很多病的起因和导火索都是情志，比如有些病可能平时不会发作，处于平稳期，可一旦遇到情志刺激就会复发，心脏病病人尤其有这方面的体验。

前面提到孟子的善养气，情志也会使气产生猛然的波动。气本来就是轻散飘忽的，很容易被影响。中医有个词叫"肝气上逆"，是说怒这种情绪就会让肝气向上逆向运动，所以大怒的人会脸红目赤，甚至头疼吐血。这就是气向上逆行了，而气又有推动血液运行的作用，所以就导致了这种结果。过于喜乐的话会使心气散浮于外，不能内收，神不守舍，这时就会有大汗淋漓、神志失常等表现。这是因为阳气不能把津液、神志聚敛在一起，都发散出来了。

情绪是不可避免的，也是必需的。没有情绪怎么能称为人呢？但是情绪也不宜过于强烈，喜怒哀乐发而皆符合节度，才是中和。这才是儒家追求之乐，也才是健康之乐，养生之乐。如果能把握中和这个防病的秘法，就不会使致病的因素过分滋长，健康也就唾手可得。这绝不是夸大其词，遵循者自能体会其中好处。

除了身体，中和对于环境的健康也是大有裨益的。这个环境健康不是指小环境的健康，而是包括了这个小环境的大环境的健康。

儒家认为中和的思想应更多用在构建心态上，从性格到思想的培养都离不开它。一个人能中和，就不会刻薄、激进、冒失、恶毒……人与人之间的关系就会变得和谐，就像吴清源老先生，一生都在求和。人们相处的方式变得柔和了，沟通起来变得顺畅了，那么这个社会的矛盾就会自然而然化解不少。世界大同并不是古人说梦，古人在向往这样的天下时也给出了达成愿望的途径，就是修德，让世界充满道德高尚的人，一个人和谐、社会和谐、自然和谐的世界怎么会不大同呢？

即便抛开这么完美的愿望，只要在现有的基础上，人与人的关系能缓和些、友好些，社会矛盾能小些，那我们也会生活得更舒心，父母不用担心孩子遭遇坏人，老人不用担心老无所依，这样生活起来才有幸福感。

现在有人开玩笑说"活着靠运气"，那我们为何还要学养生？养生不仅仅是养身，也是养心，本质上是文化，是教化人心，其中所包括的世界观、价值观、思维方式、道德伦理，能矫正外显的行为方式与生活方式。

中和之乐是人人可求之乐。有竞技性质的运动应该是最能激发人的斗志并且追求舍我其谁境界的活动，参与的人中也不乏一些从中领略了大道、悟出生命哲学的人。吴清源是当代著名的围棋大师，生于1914年，2014年在日本去世，享年100岁。他曾经取得了长达15年不败的辉煌成就，就连川端康成的小说中都有他的身影。

可让人奇怪的是，他的对手在评价他的时候却说："他的棋艺也看不出高明在哪里，好像与其他高手不相上下，但他却每每能胜出，他不是胜在棋艺上，而是胜在心态上。"吴清源推崇《易经》《道德经》，据说他在每次与高手过招之前都要读一遍《道德经》，而他自传的书名取为《中的精神》。在他看来，围棋是一种中和的艺术，阴阳平衡才构成了中，他一生追求的也是这种棋艺和人生的中和之美。这样安于中和之道的人得到了事业上的辉煌，也使自己过上了快乐长寿的生活。

吴清源先生可以说深知中和之味，不论何人只要把握住了这个根本，坚持这个道走下去，必然会健康。不过，学国学、养生不只是为了让人身壮如牛，更重要的是修心开智，最终是要提升人生品质。那人生品质的提升也是有标准的，这个标准就是"成己成物"。"成己成物"语出《中庸》："诚者，非自成己而已也，所以成物也。成己，仁也；成物，知也。性之德也，合内外之道也。"国学养生说到底就是要达到这个目的——自身要有成就，还要使身外的事物都有成就。也就是儒家所说的"修己安人"，不仅自己身体要调理健康了，自己心灵要调整平和了，同时也要使外部事物都在健康的轨道上运行，使大家都健康、环境也健康、生存方式也健康，这才是国学养生的终极目标。

五、儒家之乐并不难实现

儒、释、道无论在家、出家其实都在追寻快乐。没有人想生活在痛苦中，虽然人生避免不了痛苦，但是大家都在用各种方式寻找出路。儒、释、道分别提出了自己的方法，这些方法中有相通之处，有些地方区别很大。综合来看，儒家的快乐相对于释、道两家来看更为现实，也更接近当下社会的芸芸众生。

佛家认为想要获得解脱之乐就要放下、要皆空，通过戒定慧来离苦得乐。人要放下贪、嗔、痴，走正道，这样就可以快乐了。其实儒家跟道家也是持这种观点的，不过儒家没有佛家放下得这样彻底，圣人毕竟也还是人，跟彼界的佛还是有本质区别的。

道家则追求绝对自由的快乐，要逍遥，要顺应自然的规律，而不被其他所左右。道家对快乐的追求也是很彻底的，很多在儒家看来的圣达贤明之士，在道家看来却还是差得远呢。《庄子》里记载了舜以天下让善卷的故事。舜想让善卷来管理天下，善卷说："余立于宇宙之中，冬日衣皮毛，夏日衣葛绨；春耕种，形足以劳动；秋收敛，身足以休食；日出而作，日入而息，逍遥于天地之间而心意自得。吾何以天下为哉！悲夫，子之不知余也！"这段话用现代文来说，就是"我顺应自然的规律，冬天穿厚实点不冷，夏天穿轻薄点不热，自己种点吃的，日出就工作，日落就休息，这多自由啊，你却让我来管理天下，这事我可不能干。"然后，善卷就隐居于深山了，让谁都找不到他。显然，这种道家的绝对自由并不适合生活于社会中的每个人，我们还是想在这个社会中追求相对的快乐，并且过健康长寿的正常生活，相比佛家、道家，儒家之乐更现实，更入世。

在前面我们讲了很多儒家快乐的根源、快乐的具体事例，而要完全实现也不是每个人都能办到的，因为我们虽然不断地完善自己的品德修养，但却还是避免不了各种私欲的干扰，所以修习儒家的快乐可以从浅处入手，先掌握几个容易做到的方面，然后逐渐扩展，日日精进。

儒家讲究学习的快乐，这是把学习和提高个人修养当成终身事业来看的，并且能好学然后乐学。但是对普通大众来讲，终身钻研学问的人可能少之又少。但我们每个人可以发掘一种爱好，培养一种兴趣，在一定程度上形成一种寄托。就拿我们前面说过的琴棋书画来讲就是这样，有一种固定的爱好后，就能从学习和与人交流中获得快乐，并且这种快乐相对持久。很多老年人参加老年大学就是个很好的选择。再比如钓鱼、唱歌、健身等也都不错，不用死守着"学习之"不放，取其可用处即可。

颜回说有衣服穿、有饭吃、弹弹琴、听听老师的教诲就可以很快乐了，不需要任何其他的物质等条件，这是知足的快乐。现在绝大部分人拥有的都比这个多，我们可以把底线设得低一些，只要满足于目前，并且对想要的东西取之有道，能得到当然好，得不到也不要失望丧气就好。

那么怎么才能做到知足呢？那就在于你怎么想。现在的常态是有房子，但有房贷；有车子，只是中低档小车；有孩子，学习平平；有工作，勉强糊口……大家看这些描述时，都是有比较的，而且都是与更好的比。虽然俗话说人往高处走，水往低处流，但是总这么比不是在给自己找不自在吗？

《列子》中记载了一则故事。孔子游泰山时，在路上遇见荣启期，看到荣启期衣不蔽体，但还边弹琴边唱歌，一副怡然自得的模样。孔子问他："先生所以乐，何也？"荣启期回答："吾乐甚多，天生万物，唯人为贵。而吾得为人，是一乐也。男女之别，男尊女卑，故以男为贵；吾既得为男矣，是二乐也。人生有不见日月、不免襁褓者，吾既已行年九十矣，是三乐也。"意思是说，我高兴的事太多了，天下万物中人是最尊贵的。我就生而为人，这是多么大的福分啊，跟其他生物相比我太幸运啦。男尊女卑，我生为男人，这又胜过了很多人。又有那生下来就不幸夭折的人，跟他们相比，我活了90岁，还有比我更幸运的吗？可见快乐在于怎么比较，想要快乐一定要往下比，不要往上比。我们都生而为人，四肢健全的要比有残疾的人幸福，生活在发达地区的要比生活在贫困地区的幸福，有工作的要比没工作的幸福，亲人健在的要比无亲无故的幸福，居有定所的要比流浪街头的幸福。只要活着，仔细想一想，一定会发现自己要比很多人幸福得多。

孔子听了荣启期的话连连点头称是，又不无惋惜地说："您这样有才德，如果时运好的话一定飞黄腾达啊，可惜现在生不逢时，怀才不遇。"谁知荣启期却不以为然地说："古往今来，真正能飞黄腾达的人又有几个呢？贫穷是读书人的常态，而死亡则是所有人的归宿，我既能处于读书人的常态，又可以安心等待人最终的归宿，还有什么可遗憾的呢？"

孔子听了说："您真是能宽慰自己啊。"这就是知足常乐的典范，不是不可以比较，而是既然以快乐为前提，那就要往下比较。

如果说寄情和知足都还比较容易的话，那么要做到不为外界环境所左右就比较困难了。孔子说"在邦无怨，在家无怨"，又说"人知之，亦嚣嚣；人不知，亦嚣嚣"。人不为环境、不为别人的言论所左右是很难的一件事。被别人误会了，自己有才干却不被人认可，都让大家觉得苦恼。可是儒家偏强调无怨，并且在别人误解你，没有给你相应的待遇和尊重的时候也要心平气和。"人不知，而不愠，不亦君子乎。" 有人说能达到这种境界的人就是儒家所谓的圣人了，这对于大多数人来说是难以企及的，不过我们也可以变通地来看待这个问题。儒家的不怨是发自内心的，因为有高尚的道德修养，还有坚定的信仰，使君子们可以在任何环境下都泰然处之；并且他们认为别人的不理解，自己的不得势其原因都在自己身上。"君子病无能焉，不病人之不己知也。"如果有这样的事情发生就在自己身上找原因，是不是我的学识还不够，是不是我对待他人还不够真诚……这样一来就不会对别人产生怨恨的情绪，也能化阻力为动力，进一步提升自己。对于奋斗于社会中的大众来讲，怨也是毫无用处的，儒家的不怨、顺逆都泰然处之的心态为的是更好地积蓄能量，这对我们来讲才是最有现实意义的。遇到阻碍我们只要更加努力，就能最终冲破藩篱、拨云见日，而只在暗夜下唱叹，却不愿再多走一步，那也就不会再有进益，也就没了让人知的可能。"人生何处不巉岩"，既然是必然会遇到的，那也就没什么可抱怨的，而努力提高自己才是跨越的唯一途径。